臨床哲学講義

木村 敏

創元社

目次

第一回　序論　こころと生命

第二回　統合失調症の精神病理（1）

第三回　統合失調症の精神病理（2）

第四回　内因性鬱病の精神病理

第五回　ポスト・フェストゥムの精神病理

第六回　イントラ・フェストゥムの精神病理

臨床哲学講義

装丁　上野かおる

第一回

序論　こころと生命

精神病理学と臨床哲学

まず自己紹介をしておきましょう。私は精神科の医者です。いまでも細々とですが患者さんの診療をつづけています。そして、「精神病理学」というのが私の研究分野です。

精神病理学とは「精神の病理学」ということですね。この「病理学」Pathologie というのは、さまざまな病気について、その本態や原因などを研究する学問です。ギリシア語のパトス Pathos とロゴス Logos をくっつけて作った言葉で、パトスは苦しみ、病気の意味、ロゴスは論理、学説の意味になりますから、「病気の論理」ということで「病理学」といわれるのですね。どこの大学の医学部にもかならず、病理学の講座があります。しかしそういう一般の病理学講座で研究しているのは、身体の病気の病理学であって、精神医学で扱うような、心の病気の病理学ではありません。

身体の病気ならば、身体の組織のどこがどう冒されているのか、どこにどんな異常な変化が出てくるのかというようなことを、肉眼や顕微鏡などで見て客観的に研究できます。しかし、それが心の病気ということになると、病変が目に見えないので少々やっかいです。だから精神病理学は、通常の病理学講座では扱っていません。心を観察するのは顕微鏡ではだめで、病気になっている患者との一対一の対話による以外ありません。だから精神病理学は、精神科の臨床場面でしかできない学問なのです。

しかし、精神科の臨床がそのまま精神病理学だというわけではありません。おいおいお話しして行きますが、普通の精神科臨床では患者の示す異常な言動、つまり病的な症状を除くことに専念しています。症状というものは、それが心の症状である場合、すべて脳の神経系統の機能異常が生み出すものです。だからそういう症状の病理学は、脳の病理学ではあっても精神の病理学にはならないのです。精神病理学というためには、そういった症状の背後にどんな病的な心の動きがあるのかを突き止めなければなりません。そしてそれは言い方を変えれば、その患者が自分の周りの世界に対してどういう生き方をしているか、これまでどういう生き方をしてきて、これからどういう生き方をしようとしているかを見て取るということになります。

精神病理学という学問を確立したのは、カール・ヤスパースという人です[1]。このヤスパースももとは精神科の医者でしたが、途中から臨床を離れて哲学に転向し、ハイデガーと並ぶドイツ実存哲学の代表的な哲学者となりました。そのように、後に哲学者になるような精神科の医者が専門にしていた学問ですから、精神病理学はもともと哲学と非常に深い関係があるといってよろしいでしょう。

ヤスパースは途中で純粋な哲学のほうへ移ってしまいましたけれども、私はずっと臨床にとどまりました。臨床そのもののなかで、患者との出会い、患者との対話を通じて、心を病むとは人間にとってどういうことなのか、人間の生き方のどういう点がどんなふうに変化すると精神医学的な病気が出てくるのか、また治療関係というものをどう考えるか、治療ということを通じてなにがどう変わるのか、というようなことをずっと考えつづけてきました。そしてそうした考え方を、私なりに「臨床哲学」と呼ぶことにしたわけです。

生きる営みの危機

精神病理学は、あるいは臨床哲学は、精神科で扱う心の病気で、症状の背後にある生き方を考えるのだと申しました。心の病気であっても身体の病気であっても、「病気」というのは、生きるという営みが危険な状態にあるということを意味しています。

生きるということ、つまり生ということ、これはドイツ語で leben、英語だと to live です。これは動詞で表される「こと」であって、名詞で表される「もの」ではありません。ドイツ語ではこれをそのまま名詞にして das Leben といいますし、英語では life になりますね。これに相当する

1　ヤスパースはハイデルベルク大学精神医学講座に在籍中の一九一三年に『精神病理学総論』Allgemeine Psychopathologie の初版（邦訳は西丸四方訳『精神病理学原論』みすず書房、一九七一年）を出版し、哲学に転じた後も改訂をつづけた。その第五版（一九四八年）は、内村祐之・西丸四方・島崎敏樹・岡田敬蔵訳『精神病理学総論』全三巻として一九五三～五六年に岩波書店から出版されている。

日本語には、「生命」と「生活」という両方の言葉があります。生命と生活では意味が違うでしょう。ちょっとこれはどこか頭の片隅に置いておいてください。どうでもいいことではありません。

というのは、精神科の病気は、その病気が原因で生命を失うということはめったにありません。ただし非常に重大な例外があります。それは自殺です。自殺というものは、精神科の病気で患者さんが亡くなる一つの大きな原因です。治療中の患者に自殺をされるというのは、医者にとっては医療過誤と言ってもいいぐらいのミスですから、私たちはいつもそれに非常に気をつけています。

それ以外に治療中の患者さんが亡くなる原因としては、向精神薬の副作用があります。もちろんパーセントにしてみればごく稀ですし、早く気づけば大事には至りません。だから、向精神薬を飲んでいるからといって心配しなくてもよいのですが、なかには命を落とされる方も絶無ではありません。

その自殺と向精神薬の副作用以外は、患者さんは精神科の病気ではほとんど亡くなりません。一生、精神病の状態が続いても、それで長生きされます。

生命の危険が少ないかわり、精神科の病気では生活は大きく乱されます。とくに、今度の講座でお話しするいろいろな精神病になった場合、その人の人生は非常に困った状態になります。精神科の病気が生きる営みの危機であるという場合、この「生きる」ということのなかには「生活」「人生」という意味も入っている、ということを知っておいてください。

「生命」と〈生命〉

「生きる」というのは、とりあえずは、ある人が、あるいはその人の身体が、生命活動を保っているということです。この「とりあえずは」というところに、ちょっと思いが入っています。「生きる」というのは、だれかが、あるいはだれかの身体が生命活動を保っていることだとは、そう即座に断定的には言えない。それが「とりあえずは」ということです。即座には言えないんだけれども、まあ言ってみれば、「私が生きている」とはどういうことかというと、私が、あるいは私の身体がその生命活動を保っている、失っていない、ということですよね。

しかし、だれかの（私のでもいいし、ある人のでもいいのですが）生命が生きているということは、そこに誰のものでもない、いってみれば「非人称」の生命が宿っているということです。この非人称の生命を、山カッコをつけて〈生命〉と書くことにします。それを「生命力」のような実体的な「もの」と考えないでください（いわゆる「生気論」はそう考えました）。先ほども言いましたように、「生命」というのはあくまで「生きる」という「こと」です。ここで山カッコをつけた〈生命〉というのも名詞的な実体ではなく、動詞的にしか考えられない働き、しかも、私とか彼とか彼女とかの個人的な働きではなくて、だれのものでもない非人称の働きのことです。しかし、普通に「生命」とか「生きている」とかいえば、これはだれかが、私や彼や彼女が、つまり身体をもった個人が、生きているということです。

これはたいへん難しいことですけれども、私の今回のお話の全体にかかわることですから、一度きちんと考えてみていただきたいのです。山カッコつきの〈生命〉というのは誰のものでもないのです。そういう場合に、この誰のものでもない、自分とか他人とかの区別がまったくない、非人称の〈生命〉というのはいったい何なのか、という問題です。「何なのか」というと、すでにそれを実体扱いして問うことになりますから、よくないですね。この〈生命〉をどう考えればよいのか。これは非常に重要な問いですから、皆さんはあまりこれを考えられたことがないかもしれないけれども、この際、これをじっくりと考えてほしいのです。ひょっとしたら、六回の講義の終わりに、答えらしいものが出てくるかもしれません。

生命そのものは死なない。死ぬのは個々の生きものだけである。身体をもつことによって生命が生命の中へ入ってくる。

ヴィクトーア・フォン・ヴァイツゼカーという二〇世紀前半に活躍したドイツの神経内科医がいます。この人を私は非常に高く評価して、その書いたものを何冊か翻訳しています。[2] そのヴァイツゼカーが、彼の主著『ゲシュタルトクライス』(一九四〇年)の冒頭の部分でこういうことを言っています。

《生命そのものは死なない。死ぬのは個々の生きものだけである。》

個々の生きもの、人間にしても動植物にしても、あるいは単細胞の微生物にしても、それぞれの身体をもち形をもった生物は、一定期間の生命を生きた後にはかならず死にます。ところが「生命そのものは死なない」という。この「生命そのもの」とは何でしょう。

その答えの一つとして、こういう考え方もあるでしょう。四十億年ほど前に地球上に生命が発生しました。最初は単純なアミノ酸化合物だった生命が、次第に複雑な有機体を形成するようになって、現在のような多様な生物界へと進化してきたわけでしょう。この進化の全体を「生命」として捉えれば、そこで生まれては死んで行く無数の生物体の生命とは別のオーダーで、それ自体はこれまでけっして死なないで続いてきた「生命」というものが考えられますね。

実は私も最初は、この文章をそのように理解していました。しかしやがて、そのような理解では不十分だと考えるようになりました。「地球」という天体が誕生して数億年後に発生した生命体が、それ以後数十億年間、一度も途絶えることなく継続してきた生命ですけれども、地球それ自体はもちろん、太陽系にしても宇宙全体にしても、無限の寿命をもっているわけではないでしょう。それはいずれかならず終わりを迎えるのに違いありません。ということは、何十億年かの進化を続けてきた生命も、あと何十億年か何百億年かわかりませんけれども、いずれは消滅するだ

2　ヴァイツゼッカー『ゲシュタルトクライス』木村敏・濱中淑彦訳、みすず書房、一九七五年。同『病因論研究』木村敏・大原貢訳、講談社学術文庫、一九九四年。同『生命と主体――ゲシュタルトと時間／アノニューマ』木村敏訳、人文書院、一九九五年、同『病いと人――医学的人間学入門』木村敏訳、新曜社、二〇〇〇年、ヴァイツゼカー『パトゾフィー』木村敏訳、みすず書房、二〇一〇年。

ろうということです。このような「進化論的な生命」は、個々の個体の生命とはまるでオーダーが違いますけれども、やはり実体的に考えられた生命であって、そうである以上、「死なない」と言い切ることはできないだろうと思います。

けっして死なない「生命そのもの」、それはどう考えればよいのでしょう。というのも、「生命そのものは死なない」というヴァイツゼカーの言葉は、直観的には非常によくわかる、「ほんとにそうだ」と思えてしまう言葉だからです。なにがそう思わせるのでしょう。

そんなことを考えながら、あるときヴァイツゼカーの自伝『出会いと決断』[3]を読んでいましたら、そこにこんなことが書いてあるのを見つけました。

《身体を持つことによって、生命が生命の中に入ってくる。》

原文のドイツ語は、Mit der Leiblichkeit kommt Leben ins Leben です。生命 Leben が、生命 Leben の中に入ってくる、これはいったいどういうことでしょう。ここに二つ出てくる「生命」という単語の最初のほうには、冠詞がついていません。つまりそれは特定の、だれかの、あるいは何かの生命ではないのです。これを読んだとき、私はとっさに、これは私が山カッコをつけて〈生命〉と書くことにしている、だれのものでもない、非人称の生命、実体的な「もの」ではない、「こと」としての生命のことだと思いました。

つまりここに二回出てくる「生命」の最初のほう、無冠詞で無規定の、だれのものでもない〈生命〉が、私が、あるいはある生物が身体をもつことによって、そこへ入り込んできて普通の意味の、山カッコなしの生命になるのです。そしてその後も、この生命が生き続けているかぎり、〈生命〉は絶えず生命の中へ入り続けているのです。「身体をもつことによって」というのは、その生物が私とか彼とか彼女とか、あるいはこの犬とかあの猫とか、個々別々の個人あるいは個体として生まれてくることによって、という意味です。個別的な、所有者のはっきりした身体は、〈生命〉がそれ自身を個々の生命へと限定する場所なのです。

そう考えることによって、ヴァイツゼカーが『ゲシュタルトクライス』に書いた最初の文章、《生命そのものは死なない。死ぬのは個々の生きものだけである》に出てくる「生命そのものは死なない」の意味もよくわかるようになります。つまりこの「生命そのもの」こそ、山カッコつきの〈生命〉、だれのものでもない、「こと」としての〈生命〉に他ならないのではないか、ということです。〈生命〉はだれのものでもない、ということは特定の身体に宿っている生命ではない、あるときに生まれて一定期間生き続けて、そして死んで行くような生命ではないのです。だからそれは地球と運命をともにするような進化論的な生命でもありません。死んで行くのはただ、そのような〈生命〉が個別の身体に入り込んで生まれてきた、個々の生きものの生命だけなのです。

3　Viktor von Weizsäcker: Begegnungen und Entscheidungen. Gesammelte Schriften 1, Suhrkamp; Frankfurt a. M., 1986, S. 300.

ビオスとゾーエー

古代のギリシア人たちは、この二つの生命、個々の身体が生きている生命と、だれのものでもない、山カッコのついた〈生命〉とを、はっきり分けていました。そしてそれをそれぞれ、「ビオス」bios と「ゾーエー」zoé という名で呼んでいました。

ビオス、これは英語読みにするとバイオということで、このごろ大はやりですよね。これは普通の意味での生命です。ということは、個別的な、個人個人の身体が生きているような、個別的生命です。バイオロジーというのはビオスのロゴスということで、身体をもった生物についての学問、生物学のことですね。

これに対してゾーエーというのは山カッコつきの〈生命〉で、個別の身体に入り込む前の、生命一般です。ギリシア語で動物のことを「ゾーオン」といいますが、これもそこから来たのでしょうね。いまでも残っている言葉としては、動物学のことをゾーロジー zoology といい、動物園のことをズー zoo という、それぐらいのものでしょうか。どうやら古代のギリシア人は、植物は生きものとは考えなかったのでしょう。ゾーエーを持っている生きものとしては動物だけしか考えていません。

ニーチェという哲学者が、若いときに『悲劇の誕生』という有名な本を書きました。そのなかにアポロンとディオニューソスという、ギリシア神話の二柱の神様が出てきます。アポロン、ローマ神話ではアポロですが、これは光の神様ですから、光があって形が見える、その形象を司っています。ニーチェがそれに対立させたディオニューソスは、酒と陶酔の神様です。ローマ神話ではバッコス、英語だとバッカスになります。酒の神様ですからどんちゃん騒ぎが好きで、乱れたことの好きな神様です。

ニーチェの影響を強く受けた神話学者のカール・ケレーニーという人が、ディオニューソスというのは要するにこのゾーエーのことだと言っています[4]。ビオスというのは個人の個性的な生のことで、そこにはその人独自の個性的な死も含まれるのだが、ゾーエーは、死、つまりタナトスを排除する、とケレーニーは言います。ヴァイツゼカーが言ったのと同じことですね。

だから、さきほどの山カッコつきの〈生命〉というのは、要するにゾーエー的な生命なのです。そしてそのゾーエー的な生命というのは、個々のビオス的な生命がそこから生まれてきて、そこへ向かって死んでいく場所だということになります。私たちはどこかから生まれてくるわけでしょう。どこかから生まれてきて、どこかへ向かって死んでいくわけですね。その生まれてくる源でもあり、死んでいく先でもある場所、それがゾーエーなのです。

ということは、ゾーエーというのは、普通は生命として考えておりますけれども、それは同時に死でもあるんじゃないか。死んでそこへ行く先であるわけですから。ビオス的な生命がそこか

4　カール・ケレーニー『ディオニューソス』岡田素之訳、白水社、一九九三年。ゾーエーとビオスについては、その一六頁以下。

ら生まれてくる場所というだけだったら、〈生命〉でいいのでしょうが、死んでそこへ行く場所というのは、死、それも個人の死、ビオスに含まれるような死ではありえませんね。やはり誰のものでもない死の場所というようなものを考えなくてはならない。それは非人称で自他未分の、自分と他人の区別がない、そういう場所、〈生〉であると同時に、やはり山カッコのついた〈死〉でもあるような、そんな場所なのだと思います。

心の多義性

そこで次に、精神医学ですから心の問題を考えてみたいと思います。「精神医学」の原語は、ここは日独文化研究所ですからドイツ語風に書きますとPsychiatrie、ギリシア語の「心」、プシュケーの医学という意味です。同じプシュケーでも、病気を離れてその構造や働きを研究するPsychologieを、日本語では「心理学」といいます。プシュケーの病気を、薬物などを使わずに、プシュケー自体に働きかけて治そうとする治療のことをPsychotherapie、サイコセラピーといいますが、私たち精神科医はこれを「精神療法」と訳しているのに、心理学のほうの人たちは「心理療法」と言われます。同じプシュケーという原語を、一方では「精神」と訳し、他方では「心」と訳しているわけで、みっともないことこの上ないのですが、ここでは目をつぶっておきましょう。

私自身としては、「精神」などという勿体ぶったいかめしい言い方よりも「心」のほうが好きなのですが、まさか「精神医学」や「精神科」という名称までやめてしまおうなどという勇気はありませんから、「精神」と「心」の両刀遣いで妥協して、どちらを使ってもおかしくないところは、なるべく「心」ということにします。「こころ」と仮名書きする場合も多いですけれども、漢字と仮名の区別にはあまりこだわらないでください。

ところで、これからお話しする「心の多義性」というのは、実はそのことではありません。心にも、普通に書いた「こころ」と、「生命」についてそうしたように山カッコをつけて〈こころ〉と書いた方がいいものとの、両方に分けて考えてみたいという趣旨が中心なのです。

普通の意味での「こころ」とは何かというと、私たち一人ひとりの個別的身体は、環境との関係を保ちながら生きていますね。環境との関係を維持するためには、環境を知覚し、そこで知覚されているものが何であるかを認識し、その何かが自分の生存にとって有利なものか有害なものかを判断し、この判断に基づいて適切に行動する意志をもつ必要があります。それ以外に、そういった知覚、認識、判断などの働きが私たちの生存にとってプラスに作用するかマイナスに作用するかによって、快と不快、喜びと悲しみといった感情が生じます。これらはすべて「こころ」の働きですが、私たち人間はもちろん、脳をもっている動物では、こういった「こころ」の働きはすべて脳の機能によって制御されています。脳をもっていない単純な動物やすべての植物については、この意味での「こころ」は問題にすることができないでしょう。

それに対して、山カッコつきの〈こころ〉とは何か。さきほどから、山カッコつきの〈生命〉

ということをお話ししていますね。これはいわゆる実体ではないのだけれども、ある厳密な意味で「実在」している、少なくとも「もの」としてでなく「こと」としては実在している、と私は考えています。古代ギリシア人が「ゾーエー」と名づけた、個人を超えた〈生命〉ですね。そうすると、私たち個人個人の身体、あるいは生物一般でいうと個体の身体は、この〈生命〉とも関係をもっているに違いありません。ヴァイツゼカーが言ったように、身体をもつことによって〈生命〉が生命の中へ入ってくるのだとすると、私たちの個別的身体は当然この〈生命〉とも関係をもつことになります。

この〈生命〉との関係を、私たちはなんらかの仕方で実感しています。実感していなければ、それについてあれこれ考えたり語ったりすることはできません。〈生命〉というのは単なる観念ではないのです。〈生命〉とは、ある意味で、確実に経験できる実在なのです。そして、この〈生命〉との関係を実感したり経験したりしている意識の働きを、〈こころ〉と呼びたいと思うのです。

〈こころ〉と脳

この〈こころ〉を第一義的に制御しているのは脳ではない、というのが私の考えです。なぜ「第一義的に」などということを言うかというと、この関係が身体の場所で現実に実現するときには、それはかならず（副次的に）普通の意味での「こころ」を巻き込むからです。〈生命〉との関係を実感している意識は、かならず「こころ」の動きを伴っています。そして、この「こころ」の動きは、さっきも申しましたように、つねに脳によって制御されています。〈こころ〉それ自体は、脳によっては制御されていません。〈こころ〉を動かしているもの、それは「自然」です。「自然」とは何か、これは非常に大きな問題で、ここで急に答えを出すわけにはゆきません。これもおいおいお話しして行くことになると思います。しかしここでとりあえず言っておけば、先ほどから〈生命〉といっているものはこの自然とごく近い、ほとんど同じものと言ってもよいかと考えています。そして、この自然あるいは〈生命〉が、それ自身を代理する代表者として個人ないし個体の身体に送り込んでいる働きのことを、私たちは「本能」instinctと呼んでいるのではないかと思います。

そうなると、〈こころ〉とは要するにフロイト以来の精神分析の言う「無意識」のことではないのか、と思われる方も少なくないはずです。先ほど申し上げた、脳の制御を受けている「こころ」、これはほとんどそのまま「意識」と言い換えてもいいですね。知覚、認識、判断、それに感情や意志などの働きをまとめて「意識」ということに、ほとんどなんの問題もありません。そして、精神分析が「無意識」というのは、この意識の底にあって、表立って気づかれない仕方で意識を動かしている「欲動」Triebの体系のことです。「欲動」と「本能」は、あまり厳密なことをいわなければ、ほとんど同義語と考えてもいいものなのです。けれども、ここで無意識の問題に深入りするのはやめておきましょう。フロイトその他の精神分析が言っている無意識の概念は、実に奥深い、複雑な問題をはらんでいます。それについて言い始めたら、何時間あっても足りません。だからここでは、意識の働きである「こころ」とは別に、〈生命〉が個人の身体に送り込んでいる〈こころ〉がある、ということだけにしておきましょう。

この〈こころ〉は脳の制御を受けない、ということを申しました。だからそれは、知覚、認識、判断、感情、意志などという「こころ」の働きとは本来は無関係なのです。しかし、人間とか、それ以外でも脳の発達した高等な動物では、〈こころ〉はかならず「こころ」の働きを伴っていて、「こころ」の働きを通じてしか表に現れません。だからその区別が曖昧になって、〈こころ〉の動きを純粋に見て取ることが難しくなっています。

例えば、私たちが生きていくためには栄養を摂らなければなりません。これは本能ですから、そこで働いているのは〈こころ〉です。しかしこの本能は、それだけではなにもしません。それは私に空腹感を与え、なにかを食べようという食欲を与えてくれなければ、なんの役にも立ちません。〈こころ〉が働いてこの本能を満たすためには、かならず普通の意味での「こころ」が必要なのです。だから、当然、脳の機能が必要なのです。山カッコつきの〈こころ〉は、普通の意味での「こころ」を必要とするときにのみ脳と関係します。

動物の集団行動

私がこのことを説明するために、いつも持ち出すのが、渡り鳥や魚の群れ、昆虫の大移動などの、動物の集団行動です。

この研究所のすぐ前を鴨川が流れていますが、毎年一定の季節になると、ユリカモメという渡り鳥が渡ってきます。正確には知りませんが、シベリアあたりから群れをなして飛んでくるのでしょう。そしてまた、一定の気象条件になると、いっせいに飛び立って帰って行くわけです。他にもガン、ハクチョウ、ツルなど、日本へやってくる渡り鳥はずいぶん多いですね。

そういう渡り鳥が移動する場合、どうしてあんなにまとまった行動ができるのか、動物行動学なんかの人がずいぶん研究しているのでしょうが、結局は今のところわからないようです。まずリーダーの一羽が飛び立って、あとの鳥がそれについて行こうとして次々に飛ぶというのではないらしいのです。何百羽、あるいは何千羽という鳥が、ほとんど一挙に飛び立って、整然とした群れを作って、目的地へ向かって飛んで行くのです。

同じことは、魚の群れでもあります。サケなどは産卵のために元の川へ戻ってくるでしょう。非常に長い旅をして。それも、魚ですから、一匹二匹とか数えられるような、そんな数ではないのです。何万匹という大きな群れをつくって移動する。これも個体ごとの単位でその仕組みを考えても、その仕組みはわからない。

それから、昆虫ではたとえばバッタがありますね。これは、大発生をすると、もう何億匹というバッタが大群を作って、その辺の農作物を全部食い荒らしてしまうわけでしょう。これは普段はトノサマバッタといって、華奢な身体をしているのですが、気象条件かなにかで急に数が増え、三世代かけて飛翔能力の高い頑丈なトビバッタに変わるのですね。身体が変わると同時に数が増える。一匹だけが変身するのではなくて、何億匹というすごい数のバッタが三世代かけて集団的に変身し、一斉に長距離を飛んで農作物を食べ尽くしてしまうのです。

こういった動物の集団行動をコントロールしているのは何なのでしょう。本能だと言ってしまえばそれまでですが、その本態はわからないですね。それが一羽一羽、一匹一匹の個体の脳の働きでないことは間違いないでしょう。個々の個体の脳は、例えば、渡り鳥がたくさんで群れて渡るとき、一羽一羽の鳥が羽を動かして飛ばなければ、全体としては渡れませんよね。それから、もちろんおなかか空いたら餌も食べなければいけないし、だいたい渡り鳥は子孫を繁殖するために渡るのですから、渡った先での生殖活動が一番大きな仕事になります。そういう個別的な生命活動を営むためには、もちろん知覚、認識、判断、意志が必要だし、それは当然一羽一羽の脳によって制御されているはずです。

しかし、この集団全体の行動、渡り鳥や魚群や昆虫の大群の集団が全体としてまとまって行う行動というものには、それを開始させてコントロールする集団全体の「脳」などというものは存在しません。季節とか、気象条件とか、そういう自然の条件を考える以外に説明のしようがないのではないかと思います。あるいは、どの一羽の鳥のものでもない、山カッコつきの〈生命〉が集団全体を動かしているとしか言いようがありません。

種は変わるべきときが来たら変わる

次はもっとスケールの大きな話です。現在地球上に生息している生物たちは、原生生物から次第に進化して多様な種に分かれ、それぞれの種がまた次々に進化して、複雑な構造と機能を持つようになってきたものだと考えられています。この進化の機構を説明する学説を「進化論」といいますね。いろんな学説があるようですが、現在はダーウィンの自然淘汰説が広く認められています。

この自然淘汰説あるいは自然選択説というのは、同じ種の中でも環境への適応能力の高い個体が生存競争に勝利して子孫を残し、結果として種全体が適応能力を高めて行くことになるという適者生存の原理に基づいていますね。だからダーウィンの進化論では、あくまでも個体の能力が自然の選択を受けるのであって、種全体の進化はその二次的な結果ということになります。

これに対して異論を唱えたのが、今西錦司ですね。専門外の私がこういうまとめ方をするのはちょっと乱暴ですけれども、今西は種と個体とのあいだに、全体と部分という階層的な二元論を認めないのです。《種と個体とははじめから二にして一のものである、ということができる。したがって、種が変わるときがくれば、個体もまた同時に変わらなければならないし、個体が変わるときがくれば、同時に種もまた変わらなければならない》[5]と今西は言います。個体が主体性を

5 今西錦司『進化とはなにか』講談社学術文庫、一九七六年、一三二頁。

もって環境に適応して生きるのと同じように、種それ自体もやはり主体性をもっていて、全体として環境に適応して生きてゆく、そしてある種全体が変わるべき時が来たら変わる、というわけです。私はこれを非常に正しい考え方だと思っています。そして、「変わるべきとき」がきて、個体や種を変えるのは、〈生命〉以外のなにものでもないと思っています。

合奏の構造

私は医学部の学生時代、勉強はそっちのけにして音楽に明け暮れしておりました。いろいろなことをやりましたが、そのあたりのことは私の自伝[6]に書いてあります。

もともとピアノを弾いていたので、歌曲の伴奏をしたり、ヴァイオリンやチェロと室内楽の合奏をしたりすることも多かったのですが、そうやって他人と音楽を合わせることで、いろいろと得がたい体験をしました。卒業して精神科の医者になったのも、「あいだ」ということをめぐって精神病理学的な思索を今日まで続けてきたのも、この合奏体験があったからこそなのだろうと思っています。

これは、ひとりで鼻歌を歌う場合でも独奏の場合でも同じことですけれども、音楽を演奏するときに、ある時点で次にどんな音を出すかは、それまでに歌ったり演奏してきたりした音楽に拘束されますね。音程やリズムやテンポはもちろんですし、次に出そうとする音の表情というのか、強い音を出すか柔らかい音を出すかなどということも、それまで演奏してきた音楽を引き継ぐというかたちでしか先へ進んで行けません。個々の音の演奏は、そこで演奏している音楽全体によって、決定的に拘束されています。

それが合奏の場合だと、そこで演奏している音楽全体というものには、自分以外の演奏者によって演奏されている音楽が加わるわけですね。加わるというよりも、そういう何人かでの音楽の一部として自分の演奏が行われる、と言った方がいいでしょう。自分は自分の指を動かして自分の楽器から音を出している。音を出しているだけではありません。音の切れ目、間の取り方、そういうものも全部含めての話です。そうやって自分の意志で演奏をしているんだけれども、それが何人かの合奏全体の音楽に拘束されて、その外へ出ることができない。一人が外へ出たら合奏全体が止まってしまいます。私は残念ながらクラシックしかできないのですけれど、ジャズと両方やっている人の話だと、いま言ったことはジャズのセッションではもっとはっきり言えるようです。

いまのお話、先ほど話した渡り鳥の行動とどこか似ていると思いませんか。一羽一羽の鳥は、飛ぶときにも休むときにも餌をとったり異性と番ったりするときにも、すべて自分の個体としての行動をしています。しかしそれを算術的に合計しても集団全体の行動にはなりません。大勢の鳥が一斉に移動する、ということが決定的な拘束要因になって、その枠内でのみ、それぞれの個

6 木村敏『精神医学から臨床哲学へ』ミネルヴァ書房、二〇一〇年。

体が一応自由に振る舞っているわけです。合奏も同じことで、これも個と全体、ビオス的生命とゾーエー的〈生命〉の関係という大きな問題の、応用問題の一つです。

しかしこれはなにも渡り鳥とかバッタの集団行動とか合奏とか、そういう特殊な事例を持ち出さなくても、私たちの日常生活それ自体がそういう構造になっているのではないでしょうか。私たちは毎日多くの人と接しながら、めいめいが自主的に、自分自身の判断や意志に基づいて、自分自身の心をもって行動しています。しかしこの一見自主的に見える判断や行動も、つねに周囲の人たちの動向に規制されています。

このことがいちばんはっきり感じられるのは、何人かで会話を楽しんでいる状況でしょう。各自が自分の言いたいことを自由に話し合っているように見えながら、そこになにか目に見えない全体の流れのようなものがあって、その流れから外れたことを口にすると全体の雰囲気をこわしてしまいます。自分以外の他人を含んだ全体の流れが、自分の発話行動や、さらにはその前提になる自分の考えの方向まで、目に見えぬ力で拘束し、動かしています。

合奏の場合にはときどき、自分が楽器を弾いて音を出している行動が、共演者たちによって操られているかのような、ちょうど次回お話しする統合失調症特有の「させられ体験」そのままの経験を持つことがあります。よく考えてみると、この体験は合奏の息がぴたっと合っているときには出現しにくく、自分の演奏と他の人たちの演奏とのあいだにかすかなズレが感じられているときに起こりやすいことのようです。

私たちはだれも、個人としては他人の演奏を内面的に操って特定の音を出させたりすることはできません。だからこれはもちろん錯覚です。しかし、個人としてでなく、合奏全体としてならば、その全体の流れがそれに加わっている各個人の演奏を、間違いなく操っています。この個人のレベルと全体のレベル、先程来の言い方では「こころ」のレベルと〈こころ〉のレベルの違いというものは、普段はだれも考えないことですけれども、それを混同すると、というか、全体のレベルを個人のレベルであるかのように体験すると、病的な症状そっくりの錯覚が出現したりすることになります。統合失調症の「させられ体験」は、それが日常生活の場面で出てきたものなのでしょう。

第二回

統合失調症の精神病理（1）

統合失調症の臨床的特徴

今回と次回、統合失調症のお話をいたします。「統合失調症」というのは、皆さんご存じでしょうが、つい数年前までは「精神分裂病」、あるいはもっと縮めて「分裂病」と言っておりました。原語はドイツ語で Schizophrenie、英語だと schizophrenia といいますが、この schizo というのは「分裂」という意味、phrenie は横隔膜を表す phrenos から来ていて「心」の意味、両方ともギリシア語です。一九一一年にオイゲン・ブロイラーというスイスの精神医学者が名づけた病名なのですが[1]、だからこれを「精神分裂病」と訳したのは、もちろん正しいのです。ところが、患者さんや家族に病名を告知するときに、西洋人だったら、よほどギリシア語のできる人ならともかく、一般の人にはその言葉の意味はわかりません。しかし、日本語で「精神分裂病」と言ったら、ちょっとどぎつい意味が伝わってしまうでしょう。もう誰でもわかっちゃうわけです。そういうところ

1　E. Bleuler: Dementia Praecox oder Gruppe der Schizophrenien. Deuticke, Leipzig/Wien, 1911（飯田眞・下坂幸三・保崎秀夫・安永浩訳『早発性痴呆または精神分裂病群』医学書院、一九七四年）。

にも、やっぱり翻訳の問題があるんですよね。私もつねづね、精神分裂病というのは、やっぱりかなりトラウマティックな言葉だと思ってきました。それが数年前になって、「統合失調症」と訳し変えられました。まあいいでしょうね。私も、だから最近は完全に「統合失調症」を使っています。ただし、私は約五十年間「精神分裂病」で物を書いてきました。これは直すわけにいきませんので、昔の論文などを引き合いに出していうときには精神分裂病も使っています。

まず一般の聴衆のかたがたのために、この病気の臨床的な特徴について簡単に説明しておきます。統合失調症はほとんどの場合、思春期、青年期といわれる若い年齢で発症して、通常は、思考、知覚、感情、意志、言語など、多彩な精神機能の障害を来します。前回のお話で「こころ」と呼んでおいた機能の障害ですね。私たちはこれを妄想、幻覚、興奮、支離滅裂などという言葉で呼んでいるのですが、こういう症状が出てきたら、医者でなくても、だれが見てもその人はすこしおかしい、こころの病気にかかっているということがわかります。

もう少しだけ説明を加えておきますと、たとえば妄想と呼ばれる症状には、自分は周囲の人たちから、あるいは正体不明の秘密結社からつけ狙われている、といった被害妄想、自分と関係のないはずの人たちの言動がいちいち自分を当てこすっているという関係妄想などがあります。幻覚というのは実際には存在しないものが知覚されるという現象ですが、統合失調症に多いのは、だれかが自分に向かって語りかけてくるとか、知らない人どうしが自分の噂をしているのが聞こえるとかの言語性の幻聴です。多くの統合失調症の人はこんな具合に他人に対して被害感をもっていますから、家族など周囲の人に対して不信感や敵意をもって、ときに手のつけられないほどの興奮を示したりすることがあります。

そうすると家族の方は困って、患者さんを私たち精神科医のところへ連れてこられます。他の身体の病気と違って、患者さんが自分から自発的に精神科を受診するということはめったにありません。家族など周囲の人の依頼を受けて、精神科医は強力な安定剤などを用いて、そういった症状を和らげようとします。しかし、症状そのものは病気ではありません。身体の病気の場合でも、風邪をひいて熱を出す、頭が痛い、咳やくしゃみが出る。これは風邪の症状なんだけれども、ウィルス感染症である風邪そのものではありません。感染症に対して生体が自己防衛のためにそういう症状を出しているわけです。だから、解熱剤や頭痛剤で簡単に症状を取り除くことは考えものなのですね。本当は病気を治さなきゃいけないので、症状はむしろ体が病気に抵抗して示している免疫反応ですから、大事にしなければいけないのです。精神科の病気でも同じことが言えます。妄想、幻覚、興奮というような症状は、それ自身が病気ではありません。それを出すことによって、患者さんは自分のもっと奥にある本当の病気に打ち勝とうとしているのです。だから、症状についてはこれぐらいにしておきます。

それから、臨床的事実のお話としてもうひとつ付け加えておきたいのは、遺伝の問題です。統合失調症には一定の遺伝性があって、一般人口での罹病危険率はほぼ一パーセント、百人に一人程度なのに、一卵性双生児の一方が発病した場合にもう片方も発病するリスクはほぼ五〇パーセントと言われています。親子や兄弟姉妹では二〇パーセントぐらいです。しかしこれは、逆にいうと、統合失調症はけっして単純な遺伝病ではないということを示しているとも言えます。純粋な遺伝疾患だったら、一卵性双生児の一致率は百パーセントになるはずですから。遺伝以外に、なんらかの結実因子のようなものがあるのに違いありません。

さらに付け加えておきたいのは、統合失調症に罹患した人の中には、幼児期から独特の性格特徴として、育てやすい、うらおもてがなく嘘がつけない、自主性に乏しいといった特徴が挙げられているということです。うらおもてがなく嘘がつけない、というのはとても重要な指標だと思います。ことの善し悪しは別として、嘘をつくというのは、表面は他人となれ合っていながら、内面では自分だけの世界をもっているということですね。これはやはり主体性の一つの標識でしょう。その能力のない人が思春期あるいは青年期に自我確立の努力に失敗して、統合失調症に陥るのだと考えれば、たいへんわかりやすい話になります。

自然な自明性の喪失

さて、統合失調症にかかった人は、さきほど挙げた特徴的な症状を示すほかに、ほとんど例外なく、やはり非常に特徴的な人間的印象を私たちに与えます。それはその人の内面的な経験の仕方や外面的な行動が、自然さを失って不自然なものになっているという印象です。これは印象ですから、普通の意味の症状と違って客観的に確認できるものではありません。こちらがそれに気がつくかどうか、気がつかなければ見逃されてしまうかもしれません。診察者の主観的な感受性に大いに依存しています。それから、この不自然さの印象も、いろいろな客観的に確認できる症状と同じように、病気そのものではなくて、病気に対する患者の自己防衛の表れだと言えるかどうか、これも大いに問題です。私自身は、その一部はやはり自己防衛的な意味を持っているけれども、大部分は統合失調症という病気そのものの直接的な現れなのではないかと考えています。

まず、統合失調症の人の一番大きな特徴は、行動が不自然だということだと思います。一挙手一投足というのか、一つ一つの動作や行動のすべてが、どこかスムーズに流れない。顔つきひとつをとってみても、なにかわざとらしい。私たちはどんな行動をするときにも、周囲の人たちに対して無意識に気を遣って、全体の中に融け込もうとするものですが、その傾向があまり見られない。だから、なんとなくその行動が唐突に感じられます。後で申しますけれども、統合失調症の人を一目見ただけで、詳しく診察しなくても診断がつく場合があるのです。これは精神科の医者じゃなくても、一般の方でも、おそらく気がつくことだろうと思います。

それと、統合失調症の人の内面的な経験の不自然さ。統合失調症の人たちは、みんなが当たり前だと思っていることが当たり前とは思えない、みんなが自然だと感じていることが自然とは感じられない、というような言い方をされます。だからその人にとっては、周りの世界にとって自然なことが不自然に感じられるのです。これはちょうど、患者の態度や行動が周囲の人たちにとって不自然に感じられる、その不自然さを鏡に映して見たようなものだと言ってもよいでしょう。

この対称性というか相互性、これは統合失調症の人の対人関係を考えて行くうえで、非常に大切なことです。

ブランケンブルクという人があります。私より三歳年上のドイツの精神病理学者ですが、二〇〇二年に亡くなっています。国こそ違え、お互いに相手を自分の最良の理解者と認め合っていたこの上ない友人で、亡くなったのもちょうど私がドイツを訪問していたときに、私のところを訪ねてくる列車の中で起こした心臓発作でした。

このブランケンブルクが、「寡症状性統合失調症の精神病理学への一寄与」という副題をつけた『自然な自明性の喪失』(邦訳題名『自明性の喪失―分裂病の現象学』)[2]という本を書いています。アンネ・ラウという仮の名前をつけた若い女性統合失調症患者の病歴を詳しく紹介して、彼女やそれ以外の統合失調症患者で、その内面的な世界や対人的行動がいかに自然な「当たり前さ」を失っているか、それをフッサールやハイデガーの現象学に依拠して綿密に分析した、現代精神病理学の古典というべき著作です。

実はブランケンブルクがこの著作の標題として選んだ「自然な自明性の喪失」という表現は、先ほど来のお話からもおわかりのように、私自身も非常に重要視している統合失調症の特徴であって、私自身が統合失調症について最初に書いた論文[3]の中にも同じこの表現が出てきます。また、いまお話しした、統合失調症の人が周囲の世界を不自然だと感じるのと、周囲の人たちにとって患者の行動が不自然に感じられるのとが、同じ一つの現象の鏡像的な両面だという考えも、ブランケンブルクはこの本の中にちゃんと書いています。

それからブランケンブルクはこの本で、統合失調症の人では「自ら」selbst の「自立性」Selbständigkeit が危うくなるのと同時に、「自明性」Selbstverständlichkeit、つまりものごとが「当たり前」で「ひとりでにわかる」という場合の「ひとりでに」von selbst が疑問になるのだが、この自立性と自明性、「自ら」と「ひとりでに」ないし「自ずから」とのあいだには、一方が強くなると他方が弱くなるような弁証法的な関係があると言っております。つまり自己主張が強すぎると自然な自明性が損なわれ、自明性が強すぎると自己を立てる余地がなくなる、というわけです。

この点について、私は珍しくブランケンブルクと反対の意見を持っていて、最後まで折り合いがつかなかったのですが、そのことを考えてみるためにも、自己と自然、「みずから」と「おのずから」の関係について少しお話ししておきたいと思います。

自己と自然、「みつから」と「おのつから」

統合失調症という病気が、自己の自己性の成立不全をその基本的、根底的な本質としているという考えは、私が一貫して持ち続けている根本的な命題です。問題はこの「自己の自己性」とい

2 W. Blankenburg: Der Verlust der natürlichen Selbstverständlichkeit. Ein Beitrag zur symptomarmen Schizophrenien. Enke; Stuttgart 1971（木村敏・岡本進・島弘嗣訳『自明性の喪失——分裂病の現象学』みすず書房、一九七八年）。

3 木村敏「精神分裂病症状の背後にあるもの」（1965）（『分裂病の現象学』弘文堂、一九七五年、所収）。

うのがなんのことなのか、なにを意味しているのかですね。

「自己」というのはなんらかの「もの」ではありません。「自己というもの」があって、その特性のようなもののことを「自己の自己性」というのではありません。そうではなくて、「自己」というのは「自分自身」ということです。「自分自身」というのは、形のうえでは体言というか、名詞的に書きますから、実体をもった「もの」のように見えますけれども、もちろん「自分自身」などという「もの」はどこを探してもありません。「自分自身」という「こと」があるだけですね[4]。

「自分自身」のことを昔ながらの純粋な日本語、大和言葉では「みずから」といいますね。「みずから」の「み」は、「身」つまり身体のことです。「自身」のことといってもいいでしょう。「ず」は本来は「づ」で、「つ」の訛ったもの、そしてこの「つ」というのは、現代語では「の」に相当して、所属や所在を表す助詞です。そして「から」。これが大問題なのですね。この「から」のことを考えるために、もうひとつ「から」のついた言葉、「おのずから」のことを見ておきましょう。

「おのずから」は漢字で書くと「自然」ですね。「自然」といっても、今日広く使われている自然科学、自然界、大自然、自然保護といった言葉に出てくる「自然」ではありません。これらの「自然」は、ヨーロッパ語の、たとえば英語の nature に相当する言葉が日本語になかったものですから、明治時代になってその翻訳語として採用された単語です。そしてこれは漢音で「しぜん」

と読みます。ところが、「おのずから」を漢字で書いた「自然」は、例外はありますが多くの場合、呉音で「じねん」と発音されておりました。有名な親鸞聖人の『末燈鈔』に、《自然といふは、自はおのづからといふ、行者のはからいにあらず、しからしむといふことばなり。然といふは、しからしむといふことば、行者のはからいにあらず》と書かれています。人為が加わらないまま、自然に、ひとりでにそうなっているのが「おのずから」としての「自然」です。[5]

「おのずから」の「おの」は「おのれ」、つまり「それ自身」、「ず」はこれもやはり元来は「つ」です。さてこの「から」ですが、これが「みつから」つまり自己にも、「おのつから」つまり自然にも共通しています。そしてこれは、両方を漢字で書いたときに共通する部分、「自」という文字そのものの日本語表記なのですね。

「みずから」と「おのずから」を漢字仮名交じりで書くと「自ら」「自ずから」になって、「自」は「自分自身」という意味でしか受け取れなくなっています。もちろんそれが完全に間違いだというわけではありませんが、それよりもなによりも、「自」というのは物事の起始、開始を表す「から」を意味しているのです。少し古い用法になりますが、「一時から三時まで」というのを昔は「自一時至三時」と書きましたし、「京都から東京まで」というのは「自京都至東京」と書いており

4 「もの」と「こと」の区別については、たとえば木村敏『時間と自己』中公新書、一九八二年の第一部を参照してほしい。
5 「自然」については、木村敏『自分ということ』ちくま学芸文庫、二〇〇八年の一六頁以下を参照。

ました。実は「自」というのは「鼻」の象形文字で（人間の鼻の形に似ていませんか）、どうして鼻が「最初」を意味するのかわかりませんが、競馬好きの方だったらおわかりになるのかもしれません。「鼻の差」などといいますから。なにかの企画を最初に始めた人のことを「鼻祖」というのも、きっと関係があるのでしょう。

とにかくそんなわけで、「自」は始まり、開始なのです。「自由自在」とか「自発性」などの「自」には「自分自身」の意味もきっと入っていると思いますが、それと同時に大元での開始、発出の意味も入っているのに違いありません。そんなことで私は、「自己」と「自然」の「自」、「みつから」と「おのつから」の「から」は、ともにある種の根源的自発性を意味しているのだ、と考えているのです。その根源的自発性そのもののところでこれを捉えると、「それ自身における自発性」ということになって「おのつから」、つまり「自然」の意味になるのでしょうし、その自発性を自分の身に引き受けて自分自身のこととしていうと、「自分の居場所における自発性」すなわち「みつから」、「自己」の意味になるのだと言ってよろしいでしょう。

自己が「みつから」であって「身」つまり身体を在りかにしているというのは、前回紹介したヴァイツゼカーの言葉、《身体をもつことによって〈生命〉が生命のなかへ入ってくる》と関係づけて考えることもできます。だれのものでもない非人称の〈生命〉、つまりギリシア語のゾーエーが、身体という場所を与えられて私自身の個人的な、ビオスとしての生命になるのだとすると、身体というのは存在の人称性を成立させる場だということになります。自分のことを「我が身」

とか「身ども」とかいい、相手のことを「おん身」といったりするのも、そのためでしょう。

ついでに西洋語のほうもちょっと見ておきますと、英語のセルフ self というのは全く「自己」の意味で理解されていますが、これは元来、ドイツ語で「同じ」を意味する selb が訛ったもので、ドイツ語の「自己」は Selbst です。この語根の selb は、現在でも「同一」を意味する selbig や dasselbe などに残っています。英語やドイツ語の「自己」は、アイデンティティ、自己同一性の意味が強いのですね。フランス語で「自己」のことをいう soi は、それとはまた違って、「そのもの自身」を表す再帰代名詞 se の強調型です。英独仏どれをとっても、そこに「身体」の意味は含まれていませんし、「自然」との関連もまったくありません。

こう言えばもう、ブランケンブルクが「自ら」selbst の「自立性」や「自律性」と「自ずから」von selbst の「自然さ」とのあいだに弁証法的な相互隠蔽関係を考えたのに対して、私が反対した理由はおわかりでしょう。「みずから」も「おのずから」も、両方とも「自」の根源的自発性の現れであって、哲学的な言い方で言うと「等根源的」な「共属関係」にある現象なのです。違うとすれば、それはただ、「自己」のほうが個別的な身体という場所に限定されていて、その個別性こそが問題になるという点だけでしょう。私の統合失調症論は、この病気を「個別化の原理の危機」として理解するということから始まりました。[6] そしてこの意見は現在も変わっていません。

6 木村敏「精神分裂病症状の背後にあるもの」（前出注3）。

自己と他人、個人と人称

前回、個人を超えた非人称の〈生命〉というお話をいたしました。「おのつから」としての「自然」についても、これは身体的個別性以前の自発性なのですから、〈自然〉という書き方があってもよいのかもしれません。

山カッコつきの〈自然〉という言い方をすると、これは明治以降現在の「自然（しぜん）」を訳語としてもつことになった、西洋各国語の名詞としての nature（英）、Natur（独）、nature（仏）とも、一定の関係が生じてきます。これらの語の語源になっているラテン語の「自然」natura は、「生み出す」「生じる」という意味の動詞 nascor から来ていますが、西洋中世はこれを「生み出す自然」つまり「能産的自然」natura naturans と「生み出された自然」つまり「所産的自然」natura naturata に分けていました。「能産的自然」というのは要するに万物を創造する神のことで、たとえばスピノザが「神即自然」と言っている「自然」は、この能産的自然のことです。これに対して所産的自然というのには、近代西洋人が「自然」の語で考えたすべてのものが含まれます。

そうなると、明治時代に「自然」を人工的な訳語として当てた西洋語の nature その他の語は、すべて所産的自然のことだった、ということになります。そしてそれを生み出す方の「能産的自然」は、そのまま「おのつから」のことであり、個別性以前の自発性、つまり〈自然〉のことになると言ってよいでしょう。

だから、この〈自然〉から生み出されるのは、一個別者としての私の自己だけではないはずです。私の身体の場所で私の「みつから」である「自己」が生み出されるのとまったく同時に、私が出会っている「あなた」の身体の場所で、「あなた」の「自己」が生み出されます。彼や彼女の身体の場所で、彼や彼女の「自己」が生み出されます。これらの「自己たち」は、それぞれそれが生み出される身体の場所が違うわけですから、けっして混じり合うことのない「他者たち」どうしなのですけれども、それらはすべて同じ〈自然〉が生み出した個別者として、通底しあっています。

西田幾多郎は、『無の自覚的限定』所収の論文「私と汝」[7]で、次のように書いています。《人格的自己といえば、……何処までも個物的でなければならぬ、人格の底には何処までも達することのできない非合理的なものがなければならない、身体なくして人格というものはない》（同書三〇一頁）。

西田がここで「人格」と書いているのは、Person のことです。この Person、パーソンという言葉も日本語に訳しにくい西洋語のひとつですが、ここでは「個人的自己」くらいの意味で理解しておいてよいでしょう。ちなみに、クローンフェルトという戦前のドイツの精神科医は、統合失

7 「私と汝」（1932）（上田閑照編『場所・私と汝他六篇――西田幾多郎哲学論集 I』岩波文庫、一九八七年より引用）。

調症では「個体」Individuumが「個人的自己」Personになりえていない、ということを書いています。[8]

Personが「人格」、「個人的自己」であるだけでなく、一人称、二人称などの「人称」でもあることにも注意しておきましょう。西田のこの論文「私と汝」は、一人称と二人称との関係についての論でもあるのです。日本語には定まった人称代名詞というものがなく、だれをどういう代名詞で呼ぶかは会話の状況や相手との関係によって変わってきますから、ここでも西洋語との対応が非常に難しいのですが、西洋語では一人称の代名詞は「私」(I, ich, je) 一つしかありませんし、相手を指す二人称の代名詞は、その相手が自分にとって親しい人であるかどうかによって二種類あります。親しい相手の場合、ドイツではDu、フランス語ではtuを用いるのですが、これが日本語では「汝」と訳されることが多いのです。「汝」といっても、けっして目下の人を指しているわけではありません。神様はもっとも代表的な「汝」なのです。

西田はこう言います。《私と汝とは絶対に他なるものである。……しかし私は汝を認めることによって私であり、汝は私を認めることによって汝である。私の底に汝があり、汝の底に私がある、私は私の底を通じて汝へ、汝は汝の底を通じて私へ結合するのである。絶対に他なるが故に結合するのである》(同書三〇七頁)。

これは要するに、私と汝が互いに自覚的に交わりあっているとき、私も汝もそれぞれ相手の根底に、自分を自分たらしめているのと同じ原理を見出して、それで二人は人格的に通じ合っているのだ、ということでしょう。この「同じ原理」というのが、「みつから」をそれぞれの場所で生み出している「おのつから」としての〈自然〉であり、それ自体は非人称である〈生命〉であることは、いうまでもありません。人格以前、人称以前の〈生命〉の根源的自発性が、こちら側にもあちら側にも人格的、人称的な「自己」を生み出していて、それで人格的、人称的には絶対的に他人どうしである「私」と「汝」のあいだで、間人格的 interpersonal な交わりが可能になるのです。

統合失調症の感覚診断

かなり回り道をしましたが、統合失調症の話に戻りましょう。今度は診断の話です。病気の診断というものは、いくつかの症状を確認したうえで、臨床検査を行ってその病理所見に基づいて行われるものなのでしょうが、統合失調症には診断を確定してくれるような病理所見は知られていません。だから診断にある程度の客観的な保証を与えるために、国際的な診断基準（ＩＣＤやＤＳＭと呼ばれるもの）では、あらかじめ何項目かの症状を決めておいたうえで、そのうちの何項目が該当するかといった、完全に症状論的な規範に従って診断が行われているのです。

しかし、前にもお話ししたように、症状というのは病気そのものではありません。それどころ

8 A. Kronfeld: Perspektiven der Seelenheilkunde. Thieme; Leipzig 1930.

かむしろ、病気という生体にとって不都合な事態に対して、生体が示す自己防衛的な反応であることが多いのです。だから、法的な拘束性が必要となる場合（たとえば保険診療の病名の決定）とか、あるいは科学の客観性を確保する必要のある場合（たとえば治療薬剤の有効性の判定）とかに、個々の精神科医の主観的な思い込みを最大限に排除したこのような操作診断が用いられることには、それなりの意味があるでしょう。しかし、それはえてして、統合失調症のような全人間的な出来事を、あるいは人間の条件に直接に関わるような事態を、意識や行動の表面に現れた症状だけで判断して、前回お話しした〈こころ〉のことをいっさい考えないという、没精神病理学的・没人間学的な姿勢につながってしまいます。

さきほど、ブランケンブルクの『自然な自明性の喪失』という本のことをお話ししたときに、この本には「寡症状性統合失調症の精神病理学への一寄与」という副題がついているということを申しました。「寡症状性」symptomarm というのは、症状に乏しいということです。実際、このブランケンブルクの本の中心的な症例となっているアンネ・ラウという女性患者は、国際的診断基準に列挙されているような統合失調症の症状をほとんど示しておりません。妄想もなければ幻聴もなく、ちょっと見たところ理解しにくい内容のことを考えたり話したりしていますが、これは典型的な統合失調症の思考障害とはまったく違います。だから、操作的診断を後生大事にする精神科医のなかには、アンネは統合失調症ではなかったのではないかという疑問を持っている人もいるくらいです。

しかし、先ほども言いましたように、統合失調症の人はその教科書的な症状とは別に、内面的な経験の仕方や外面的な行動が自然さを失って不自然になっているという印象を、周囲の人たちに与えます。これはあくまで印象であって、主観的なものですから、客観性を重んじる操作診断の症状リストには載せようのないものなのですが、私などはこれを統合失調症の最も重要な特徴だと思っております。

健康な人どうしが出会ったときには、お互いに相手の行動のことをそんなに不自然とは感じないものです。もちろん健常者でも、相手に知られたくない秘密をもっているとか、なにかの理由でその場になじめないとか、そんなときには態度がぎこちなくなって、いつもの自然さが感じられないということはあるでしょう。しかしそういう「ぎこちなさ」は、統合失調症の不自然さと較べれば、表面的な、「自然な不自然さ」の範囲を出ません。「おのつから」の根源的自発性が損なわれてはいないのです。

ところが統合失調症の場合には、この根源的な自発性そのものに障害が生じています。それが内面的経験の不自然さや行動の不自然さとして、周囲の人たちに気づかれることになります。客観的に把握できる症状としてではなく、あくまで主観的な印象として気づかれるわけです。これは通常の健常者どうしの人間関係ではまず経験できない、独特の不自然さですから、それを感じ取った人が精神科医である場合には、それが統合失調症者特有の人間的印象であることに、すぐに気がつくことになります。操作診断の症状リストにのっとった診断ではないけれども、これもやはり「診断」であることに変わりはありません。

これは、いってみればまったく「非科学的」な、精神科医の主観的な感覚だけに基づく診断であって、私たちだってもちろん、そんな印象だけで正式の診断を下すなどということはいたしません。でも、症状だけでは本当に統合失調症なのかどうかが疑わしい患者とか、さっき言った寡症状性の統合失調症なんかの場合に、その決め手としてこの印象が欠かせないものとなることが少なくありません。

私が精神医学の勉強を始めたころ、スイスのドイツと国境を接するクロイツリンゲンという小さな町に、ルートヴィヒ・ビンスヴァンガーという精神科医がいて、ハイデガーの現存在分析論を精神医学に導入して「現存在分析」という流派を興しておりました。この人が統合失調症について、症例を中心にして書いた著書[9]を日本語に訳したのが、私の精神科医としての最初の仕事になりました。この人は、先ほど申したブランケンブルクにとっても師匠に当たる人で、そんなところにもブランケンブルクと私を結ぶ非常に強いきずなの一端があります。

このビンスヴァンガーがまだ現存在分析を始めていないころに、「近年の心理学の進歩から、精神医学にとってどんな課題がもたらされるか」[10]という論文を書いています。この論文で彼は、症状の客観的な確認とは別の次元で、患者との人間的・人格的な交わりのなかから直観的に統合失調症の診断が下されうる場合のあることに着目して、こんなことを書いています。

《そのような場合、よく「感覚診断」と言われるが、この言葉は内科医が高熱以外の症状がまだ出ていない患者を前にして、これはチフスであって肺炎ではないという「感じ」や「勘」を述べるのとは全然別の意味である。……われわれが統合失調症を「感じに頼って」nach dem Gefühl 診断する場合の「感じ」とは、要するに心的な他者知覚の作用を漠然と表現したものであって、われわれは実は「感じに頼って」ではなく「感じを用いて」mit dem Gefühl 診断しているのである。》

彼によれば、この「感じ」といわれる心的な他者知覚においては、他者の人格 Person そのものがつねになんらかの仕方でわれわれに現前しています。統合失調症者の中には、表面的には非常に友好的でありながら、いつもわれわれの心のなかで撥ね返されるものがあって、われわれとの内的な一致を妨げる障壁のようなものがきまって体験されるような人がいて、この「疏通性の欠如」が、ときには直観的な診断を確実なものにするほど明白である場合があるのだ、とビンスヴァンガーは言います

ベルクソンからの影響を大きく受けて、ビンスヴァンガーとも近い立場にあったフランスの精神医学者ミンコフスキは、この「感覚診断」を「洞察診断」diagnostic par pénétration と呼び、われわれはこの洞察診断によって一挙に患者の人格 personne そのもののなかにはいりこみ、彼が統合

9 L. Binswanger: Schizophrenie. Neske; Pfullingen 1957（新海安彦・宮本忠雄・木村敏訳『精神分裂病』2巻、みすず書房、一九六〇、六一年）。

10 L. Binswanger: Welche Aufgaben ergeben sich für die Psychiatrie aus den Fortschritten der neueren Psychologie? 1924. In: Ausgewählte Vorträge und Aufsätze II. Francke; Bern 1955.

失調症の「成因的障碍」trouble générateur と考えている「現実との生命的接触の喪失」perte du contact vital avec la réalité を直接に知覚することができる、と言っています。[11] これが統合失調症特有の自然さの喪失を念頭に置いて書かれていることは間違いありません。私も先ほど申しましたように、この人間的な不自然さは単なる症状レヴェルでの特徴にはとどまらず、この病気の「成因」に関わっている、という認識がここで示されています。

この感覚診断がわが国で大きな話題になったのは、オランダ人の精神科医リュムケが、一九五〇年にパリで開かれた第一回世界精神医学会で行った講演「妄想患者の臨床研究における現象学の意義」[12] で、「プレコクス感」Praecoxgefühl について語ったのがきっかけでした。「プレコクス」というのは、統合失調症が一九世紀には「早発性痴呆」Dementia praecox と呼ばれていたことから来ているのでしょうが、ということは、この「プレコクス感」というのは新しくつけられた名称ではなく、ずっと以前から精神科医たちのあいだで語り継がれてきた言葉だったのかもしれません。

リュムケはこの講演で、プレコクス感についてこんなふうに述べています。

《統合失調症患者との出会いに際して、診察者の心中にある種の奇妙なためらいとよそよそしさの感じが生じるが、これは普通に二人の人が出会ったときに生じるはずの疏通路が欠如しているという事態と関係している。「接近本能」とでも呼ぶべきものとその表出が、患者の側から一方的に遮断され、こちらからの接近が相手からの接近欠如によって阻止される。》

統合失調症独特の不自然さの感じは、人間である以上——これはより適切には、動物である以上、というべきなのかもしれません——だれもがもっているはずの、人間どうしの「接近本能」の欠如であると解釈されています。これは個人的な好き嫌いとか利害の一致や対立とかの個別的あるいは偶発的な相互関係を超えて、いわばその彼方の次元で、人間どうしは互いに本能的に関心を示しあい、つながりあっているという、〈生命〉そのものの〈自然〉に関わる事柄だと言ってよいでしょう。

前回、種の進化論のところで名前を出した今西錦司は、生物の各個体が本能的に認知している自分の種所属性のことを「プロトアイデンティティ」と呼んでいます[13]。原初的なアイデンティティという意味ですね。それによってイヌはイヌどうし、ネコはネコどうしで、互いに自分と同種の個体であることを確認しあっています。渡り鳥や魚群の集団行動も、そのいちばん基礎のところでこのプロトアイデンティティが働いているわけです。リュムケの言っている「接近本能」も、きっとそれと関係したものなのだろうと思っています。これは明らかに、脳によって制御される意識的な「こころ」の問題ではなく、個人以前、意識以前の〈こころ〉の問題ですね。

11 E. Minkowski: La Schizophrénie. Psychopathologie des schizoides et des schizophrènes. Desclee de Brower; Paris 1953（村上仁訳『精神分裂病』みすず書房、一九五四年）。
12 H.C. Rümke: Signification de la phénoménologie dans l'étude clinique des délirants. Congrés International de Psychiatrie I. Paris 1950.
13 今西錦司・柴谷篤弘『進化論も進化する——今西進化論と分子生物学』リブロポート、一九八四年、Ⅳ章ほか。

共通感覚とその病理

「こころ」の問題ではなくて〈こころ〉の問題だということは、それは意識的に知覚されたり認識されたりすることではなく、もっと根底的に「感じ」とられる事柄だということです。人間でも動物でも、視覚・聴覚・触覚・味覚・嗅覚といったいわゆる「五感」を持っていて、それを通じて周囲の世界を感覚しています。それらの個別感覚はいずれも脳にその中枢を持っていて、脳の制御を受けて機能しています。つまりそれらはすべて、「こころ」に属する感覚機能だということになります。しかし、ここで問題にしている「対人接近本能」や「プロトアイデンティティ」の「感覚」は、そういった個別感覚とはすっかり違ったありかたをした「感覚」であると思われます。

アリストテレスは『霊魂論』[14]その他の著作で、これらすべての個別感覚に共通していて、それらを根底から統合している「共通感覚」（ギリシア語でkoiné aisthesis、ラテン語でsensus communis）の働きについて論じています。アリストテレスはこれを二つの観点から説明しているのですが、その第一はいわば感覚内容の側からのもので、視覚、聴覚、触覚、味覚、嗅覚にはいずれも、感覚対象が運動しているか静止しているかの感覚、対象の形や量あるいは大きさや数などについての感覚が共通しています。たとえば「大きい机」とか「大きな音」という場合の「大きさ」は、視覚、聴覚、触覚などに共通した感覚です。

それともうひとつ、それよりずっと重要な第二の観点として、それらの個別感覚それぞれに対して、それらの感覚それ自体をさらに感覚する、より根源的な感覚という観点があります。たとえば私たちは「白い」という視覚と「甘い」という味覚を相互に比較することができますが、これは、視覚的に見たり味覚的に味わったりしている感覚をさらに感覚している感覚があるからです。それはもはや視覚や味覚といった個別感覚の働きではありません。それはこの二つの個別感覚よりも高次の、あるいはそれよりも深いところにある一種の感覚、つまり共通感覚の機能に属しています。

この共通感覚で感じ取られるものは、各個別感覚で感覚される対象それ自体ではなく、いってみれば私たちとそれらの対象との関係、それも私たちの世界に向かっての「生き方」に直接関わってくるような関係です。たとえば「白い」というのは純白とか潔白とかの意味を帯び、「甘い」というのは甘美とか甘ったるいとかの意味を帯びて、視覚や味覚にとどまらない、私たちと世界との実践的な関係の感覚になってきます。最近よく使われる用語を用いれば、それは「クオリア」の感覚だと言ってもよいでしょう。

「共通感覚」のラテン語表記である sensus communis を英語的に書きますと common sense ということになって、この「コモン・センス」というのは「常識」の意味で現在でも広く用いられてい

14　アリストテレス『霊魂論』、『アリストテレス全集』第六巻、岩波書店、

ますね。これはアリストテレスの共通感覚に、もともと「世界との実践的な関係の感覚」という意味があったからのことです。だから「常識」というのは、一般に解されているような「だれでも知っている基本的な知識」という知的な意味ではまったくありません。つまり「こころ」の機能に属するものではないのです。そうではなくて、それはむしろ〈こころ〉に属する基本的な感覚なのです。

先ほどからお話ししているブランケンブルクに私が最初に出会ったのは、私が二度目にドイツへ留学した一九六九年に、彼がハイデルベルク大学へ転勤してきて、そのお披露目の講演「コモン・センスの精神病理学序説」[15]を聞いたときでしたが、そのときには私自身、共通感覚やコモン・センスについてはいろいろ考えたり書いたりしていましたので、ブランケンブルクとの連帯感を強く感じた次第です。

共通感覚の障碍として私が最初に考えたのは、離人症という状態についてでした。離人症というのは英語で言うとdepersonalizationで、deは「離脱」「喪失」を意味します。だからpersonを「人」と訳せば「離人症」という訳語は正確ではあるわけです。しかしこの病名は患者が「自分には自己というものが感じられなくなった」と言っているのを受けて名づけられたものですから、personを「人」と訳したのでは意味が十分に伝わりません。事実、医者仲間ですら、離人症とは人嫌いで自分の内面に引きこもっている状態だという間違った理解をしている人もいるくらいです。

ところで離人症というのは症状名であって、いろんな病気の部分症状として現れてきます。「自己がなくなった」という訴え以外に、もっと一般的には、見るもの聞くものに実感が伴わない、現実感、実在感がなくなった、景色を見ても絵はがきを見ているようだし、暑さ寒さも感じなくなった、ということをいう患者さんが多いのです。だから「離人症」の別名として、「現実喪失症」derealization という名称を提案している人もいます。統合失調症や躁鬱病の部分症状として見られることもあるのですが（ブランケンブルクが『自明性の喪失』の症例としているアンネ・ラウも離人症を示していますが）、離人症以外の症状のほとんどない純粋な離人症患者もたくさんいて、そんな場合には「離人病」とか「離人神経症」とか呼ばれたりもします。

この症状は昔から、精神病理学者や哲学者の大きな関心の的になっていました。その成因についても実にさまざまの学説が提唱されてきたのですが、私自身としてはこれを、アリストテレスのいう意味での共通感覚の障碍として見るのがいちばんいいという意見を述べたことがあります。[16]

《著者は先に、世界が世界として成立しているということにおいて、その「こと」から照らされその一節を引用しておきましょう。

15 W. Blankenburg: Ansätze zu einer Psychopathologie des 'Common sense'. Confinia Psychiatrica（1969）12: 144-163（M. Heinze の編集したブランケンブルクの論文集 "Psychopathologie des Unscheinbaren" 所収（この論文集の邦訳『目立たぬものの精神病理』は現在進行中で、みすず書房から刊行の予定である）。

16 この点に関しては、木村敏（1976）「離人症の精神病理」（木村敏『自己・あいだ・時間――現象学的精神病理学』ちくま学芸文庫、二〇〇六年、Ⅳ章）を参照。

れるような仕方で自己が自己として成立すると言い、また世界の「現実性」とは畢竟われわれ自身の「生への意志」の反映であることを述べた。この「生への意志」が世界の現実性を構成するためには、対象界からの多様な感覚与件が「共通感覚」を通ることによって統覚的に総合されなくてはならない。この統覚的総合が離人症患者においては成立しえなくなっているのであり、そのために世界はその現実性を失い、自己は自己として自覚されえなくなるのである。》

離人症はそれ自体ひとつの症状ですから、やはりその根底にあるより重大な危機から患者の存在を守る、一種の防衛機制という意味があるのに違いありません。この「より重大な危機」というのは、ことによると統合失調症的な「自己の自己性の破綻」といったものであるかもしれないのです。統合失調症を、自己が自己自身として個別化する営みの危機として捉える立場からいいますと、世界との対決の場面から自己の、あるいは「みつから」の能動的な自発性を消してしまうという離人症の方略は、十分にそれに対する防衛機制になりうるものなのかもしれません。また、それと同時に見られる世界の側の現実感、実在感の喪失も、世界が「おのつから」の自然さを失う事態に対する防衛だと見られなくもないでしょう。しかし、これらの解釈の可能性は、すべてこれからもっと検討しなければならない課題に属しています。

第三回

統合失調症の精神病理（2）

人称的自己の不成立

前回すこし触れましたように、クローンフェルトという精神病理学者は、統合失調症患者は生物的な意味での個体 Individuum ではあるけれども、人間としての人格あるいは個人 Person にはなりえていない、人格としての個人であるためには、他の人格ないし個人とのあいだに、彼が「メタコイノン」と呼ぶ「われわれ」関係が開けていなくてはならない、と考えました。[1] クローンフェルトのいう「個人」とは、「個体」に統一的能動性の原理である「自己」あるいは「自我」Ich が働くことによってはじめて可能となるような、人間特有のものです。彼が言うところによると、《個人とは自己自身を内的に所有している個体性であり、自らの体験と行為に際して、同時に自らの自己を体験し行為するところの個体性である》、《個人はそれぞれにその自己において、その自己性 Selbstheit を通じて他と異なっている。……個人であるためには、まずもって個体でなくてはならない》、しかし、自己が自己となるためには、そこに汝 Du としての他者が現れなく

1 A. Kronfeld: Perspektiven der Seelenheilkunde. Thieme; Lipzig 1930.

てはならない、《共同性が可能である場合にのみ自己性が可能である》。この「自己性」の前提となる共同性、「自」と「他」、我と汝をともに基礎づけていて、それ自体は自他の区別を超越しているこの「本質領域」を、彼は「メタ共同性」Metakoinonと呼びます。そして、自他の区別としての個別化は《メタコイノンの現勢化Aktualisierungと差異化Differenzierungによってのみ可能となる》と言います。統合失調症というのは、この「メタコイノンの現勢化」ができていない状態です。

このクローンフェルトという人は、私が若かったころは日本でもよく読まれ、私も大きな影響を受けたものですが、その後はほとんど忘れられてしまいました。彼自身、非常に悲劇的な人生を送った人で、ユダヤ人だったため、ナチス・ドイツから亡命してモスクワへ行ったのですが、戦争末期にドイツ軍がソ連へ侵攻してモスクワに迫ったときに、自殺してしまいました。しかし、いまでもロシアにはクローンフェルトの影響を受けた人が残っているようです。

Personというのは、前にも言ったように「人称」という意味でも用いられる言葉ですよね。「一人称、二人称、三人称」といった人称です。統合失調症で個人的・人格的な自己の成立が危うくなっているということは、自己が一人称として成立し、相手が二人称として成立する機序が危うくなっているということでもあります。

ここでちょっと本題から離れて、幼児自閉症という子どもの発達障害のことになりますが、カナーがこの病気を最初に報告した論文で、自閉症の子どもは自分のことをyouといい、相手のことをIという、人称代名詞の逆転がある、ということを書いています。いつも周囲の人たちからyouといって話しかけられるものだから、自分はyouであって、周囲の人はIという代名詞を使っているからIなんだ、というわけでしょう。日本語にはそういった定型的な人称代名詞がありませんから、日本では確認されていないと思いますけれども、考えてみると、小さな子どもが一人称と二人称の代名詞を間違いなく使えるようになるというのは、不思議といえば不思議なことですね。その一番基礎のところには、パーソナルな、つまり個人的・人格的、そして人称的な自己についての、確かな実感があるからできることなのでしょう。

実は今回はゆっくりお話しする時間がないのですが、私は自閉症とかアスペルガー症候群とか、そういった発達障害は、根本のところで統合失調症と根を等しくしていると考えています。症状や発現形態はもちろん違っていますけれども、「自己」というものが生物学的な「個体」にとどまっていて、個人的・人格的・人称的な意味での自己つまりPersonになりきっていないという点が、その根本のところで共通しているからです。しかし、これは今後の課題ということで残しておきたいと思います。

自己と他者――いわゆる「自我障碍」

一回目の講義のときに、音楽の合奏をしているときの体験のことをお話ししました。そのとき、私が自分の指を動かして音を出している私自身の演奏行動が、いっしょに演奏している共演者たちの意志によって操られ、まるで他人に演奏「させられ」ているかのような、統合失調症の「させられ体験」のような奇妙な錯覚を持つことがある、と申しました。

この「させられ体験」あるいは「作為体験」というのは、まず統合失調症にしか現れないような特異な「自我障害」として、昔からよく知られているものです。患者は、自分の行動がすべて、自分自身の意志ではなく他人の意志で――それは特定の他人のこともありますが、漠然と「みんなの意志」といわれることもあります――、いわば他人のリモコンによって、操られていると言います。「自我」というのは、ドイツ語の一人称代名詞 Ich を名詞化したもので、人称的な自己の意味でとっておいていいでしょう。

もうひとつこの「自我障碍」の代表的な症状として、「つつぬけ体験」があります。これは、私の弟子だった女性の精神病理学者で若くして亡くなってしまった長井真理さんが、以前から「思考伝播」とか「思考奪取」とか呼ばれてよく知られていた症状を「つつぬけ体験」と言い換えたものです。[2]

これはどういう体験かというと、私が頭の中でなにかを考えたとします。考えただけでそれを口に出して言わなければ、私がなにを考えているのか、他人にはわからないはずです。ところが統合失調症の人は、それがすっかり周囲に伝わってしまっている、他人が自分の考えたことを逐一読み取っている、と思い込みます。そういう説明が従来は一般的だったのですが、長井さんは自分の症例の綿密な分析から、これは自分の考えたことが事後的に周囲に漏れるのではなく、患者自身が考えようとしていることを周囲の他者たちもすでにあらかじめ考えているという病的な体験なのだと考えました。つまり、自分の考えなのか他人の考えなのかの区別がなくなりますから、「つつぬけ体験」なのだ、というわけです。

　前回、「みつから」と「おのつから」というお話をいたしました。統合失調症で問題になる「自己の自己性」というのは、自他の区別以前の、山カッコつきの〈自然〉つまり「おのつから」の根源的自発性が、自分の身体的存在の場所で感じ取られているということでした。統合失調症の人では、この「みつから」が、自分自身の自発性として感じられ難くなっているのです。そうなると、人間も生物である以上、生命の躍動、これも山カッコをつけて〈生命〉といった、だれのものでもない「非人称」の生命の躍動が、「自己」の主導権のもとでは体験できなくなります。それは、誰とははっきり限定できない、自分以外の力の主導権のもとで体験されるようになります。それが統合失調症性の「させられ体験」、「つつぬけ体験」なのでしょう。そしてそれと同じことが、健常者でも、集団全体の「空気」が濃密に凝縮した場面、たとえば合奏音楽の場面などでは起こりうるということなのでしょう。

　これも前回ちょっとお話ししましたが、統合失調症になった人は、子どものとき、育てやすい、うらおもてがなく、嘘をつけない子だったと言われることが多いのですけれども、これもこのこ

2　長井真理「つつぬけ体験について」（1981）（長井真理『内省の構造』岩波書店、一九九一年、所収）。

とと大いに関係があるでしょう。

自他の逆対応

私が精神病理学の勉強をはじめて、統合失調症、当時はまだ精神分裂病と言っておりましたが、それについてあれこれ考えながら、まだまとまった論文を書けていなかった一九六〇年に、東大の安永浩さんという先生、これは私より二つ上の方で、最近残念ながら他界されましたが、この先生が「分裂病の基本障害について」[3]という、非常に優れた論文を発表されました。これは、すでに述べたミンコフスキの『精神分裂病』、ヤスパースの『精神病理学総論』、ビンスヴァンガーの『精神分裂病』などの邦訳出版に引きつづき、わが国の精神病理学者たち、とくに笠原嘉、安永浩、宮本忠雄、中井久夫といった人たち、それに私自身などが、相次いで精神分裂病/統合失調症についての論文を発表して、約四半世紀にわたる日本精神病理学の黄金期を形成した、その幕開けに属する論文だったと言ってよいと思います。私はこの論文を読んだとき、しばらく興奮が止まりませんでした。

安永さんが自分の理論の基礎においたのは、フッサールでもハイデガーでもフロイトでもなく、まったく無名の英国の哲学者ウォーコップの、それも唯一の著書『ものの考え方――合理性への逸脱』(原題は『意味への逸脱――説明の本性』)でした。[4]この本を訳した深瀬基寛という人が、私の旧制三高時代の英語の先生でしたので、私もこの本は持っていて、一応は読んでおりました。

安永さんがウォーコップに依拠して展開した理論によると、私たちは日常、「自／他」「質／量」「全体／部分」などのカテゴリー対を知っており、それぞれ前の項をA、後の項をBとすれば、一、A、B、はそれぞれ完全に分極していて第三項が介在する余地はありません。二、体験にA面が存在することは「直接わかる」という以外ありません。三、B面は「Aでない方の面」といえば必ず体験に現れて理解できます。四、その逆、つまりAをBでない方の面として理解することはできません。「自と他」についてみると、《「他」とは「自」でないという以上の何ものでもなく、この順序によってわれわれは「自」「他」をともに了解できる》が、《「自」とはわれわれの体験にとって単に「他でない、という以上の何ものか」を意味している》と安永さんは書きます。そして《分裂病体験の真に「分裂病的」なる本質部分は、（正常およびその他の病的事態には決して起こらぬところの次のこと、すなわち）体験の「パターン」において、A、Bの秩序が逆転することによってほぼ正確、統一的にあらわしうる》と言います。

安永さんのこの理論は、統合失調症に特有な「自己の自己性」の障碍を正面から問題にしている点で、世界的にも他に例を見ない優れたものなのですが、これが「正常およびその他の病的事

3　安永浩「分裂病の基本障害について」（1960）（安永浩『分裂病の論理学的精神病理――「ファントム空間」論』医学書院、一九七七年、所収）。

4　O.S. Wauchope: Deviation into sense. The nature of explanation. London 1948（ウォーコップ『ものの考へ方――合理性への逸脱』深瀬基寛訳、弘文堂、一九五一年）。

態には決して起こらぬ」ものだとする見解に対しては、私は当初から疑問を抱いておりました。このような「自他のパターン逆転」は、健常者にも見られる深い宗教体験や芸術体験の核心部分をなすものではないかと考えたからです。たとえば道元の《自己をはこびて萬法を修證するを迷とす。萬法すすみて自己を修證するはさとりなり》[5]や、これを簡潔に述べた西田幾多郎の《物来って我を照す》[6]は、自己と他なる外界の事物との逆対応にこそ真理があるとするものに他なりません。

実は、安永さんがそのパターン理論を借りてきたウォーコップは、彼の言う「パターン」のもっとも基本的なものとして、「生と死」のパターンを挙げているのです。

《死は生の否定である。……生は死の否定ではない。……生きていながらけっして死ぬことのない人々に関する伝説ならば、われわれは現にそういうものをもっている。しかし、いつも死んでいて一度も生まれたことのないような人々の伝説というものは不可解となるであろう》[7]。

安永さんがなぜか引用しなかったこの観点は、というか、この観点に対する異論は、私たちにとってこの上なく重要です。ウォーコップは「生」と「死」というものを、個人の生死としてしか捉えませんでした。しかし私たちは、ヴァイツゼカーが《生命そのものはけっして死なない》と言ったり、《身体をもつことによって生命が生命のなかへ入ってくる》と言ったりしている「生命」、つまり私が山カッコをつけて〈生命〉と呼ぶことにした、だれのものでもない個人以前の生命のことを知っています（本書七頁以下）。そしてそういう生命にとっては、「死」は個人が生を終えてそこへ還って行く先であるだけではなく、あらゆる生きものがそこから生まれてくる、「生命以前」の場所でもあるはずなのです。この「死」にも山カッコをつけて、〈死〉と書くことにいたしますと、この〈生〉と〈死〉については、ウォーコップが言うような「常識的」な論理的パターンは認められないことになります。

フロイトはこの〈死〉のことを、鋭い直観で見て取っていました。彼は有名な「死の欲動」を論じた「快原則の彼岸」という論文でこう書いています。

《もし例外のない経験として、あらゆる生きものは内的な理由から、死んで無機界に還るという仮定が許されるなら、「あらゆる生の目標は死である」としかいえないし、さらに徹底すれば「生のない状態が、生のある状態より以前に存在した」としかいえない》[8]（強調はフロイト自身）と書いているのです。

生と死を、このように個人以前の非人称の観点から考えるなら、これは当然、安永さんが論じた「自」と「他」のパターンにも影響を及ぼしてくるはずです。つまり、ウォーコップの言って

5　道元「正法眼蔵第一——現成公按」。日本古典文学大系八一『正法眼蔵・正法眼蔵随聞記』岩波書店、一九六五年、一〇一頁。
6　西田幾多郎『西田幾多郎全集』第九巻、岩波書店、二〇〇四年、四二六頁ほか随所。
7　ウォーコップ前掲書、邦訳三〇頁。
8　S. Freud（1920）: Jenseits des Lustprinzips.Gesammelte Werke XIII. Fischer; Frankfurt 1999（須藤訓任訳「快原理の彼岸」『フロイト全集』一七巻、岩波書店、二〇〇六年、九二頁、ただし引用は自訳）。

いる自と他の「勾配」ないし「落差」は、あくまで日常的な、個人中心の論理でしか言えないことで、これが統合失調症者で逆転することは当然として、健常者でも、非日常の宗教体験や芸術体験などでは逆転することが十分にありうることなのです。そして、この自他のパターン逆転、ないし自他の「逆対応」を思索の基盤に置くことによってのみ、統合失調症の精神病理に対する理解も一歩先へ進むことになるだろうと思われるのです。

死の話をしたついでに、統合失調症患者の自殺の特徴について、一言お話ししておきたいと思います。一回目の最初にも申しましたように、私たち精神科医がもっとも気をつけなくてはいけないことは、患者を自殺させないということです。当今、鬱病者の自殺ということがしきりに話題になっていますけれども、鬱病だったら、医者が十分に注意すれば、自殺を予知したり予防したりすることは原則的に可能です。ところが統合失調症の場合だと、これが恐ろしく困難になるのです。統合失調症の人は、なんの予兆もなく、ある日突然、自殺を決行してしまうことがあります。死と非常に近いところに、死と隣り合わせに生きている、と言ってもよいかもしれません。統合失調症の人にとって、死は、残された唯一の自己実現の可能性として選び取られることが少なくないのです。前にも申したように、治療中の患者に自殺されるのは、治療者にとって重大な失敗なのですけれども、それでも私たちは患者の自殺に直面して、これでよかったんだという、一種の安堵感すら抱くことがあるのです。

統合失調症の時間病理

ここですこし話題を変えて、統合失調症患者の「時間の生き方」についてお話ししてみたいと思います。「時間の生き方」といっても、普通にいう「時間の過ごし方」などという意味ではありません。私たちはだれでも、大体は朝起きて仕事をして晩に寝るという生活で一日一日を過ごしています。そうやって一月一月を過ごし、一年一年を過ごして、私のように歳を取って行きます。あるいはまた、いっしょに社会生活をしている他の人たちと行動を合わせるために、一日を細かく刻んで時計で目盛ったりします。しかしここで「時間を生きる」というのは、そういった時計の時間、カレンダーの時間とはほとんど関係がありません。

ハイデガー[9]は『存在と時間』Sein und Zeit、あるいはもっと適切には『有と時』といった方がいい本を書いて、なにかが「ある」、「存在する」ということの意味が「時間」なのだといいました。「ある」ということは人間という存在――これをハイデガーは「現存在」Dasein、つまり「現にあること」と名づけるわけですが――があってはじめて「言える」ことですから、時間とは人間存在の意味だといってもよいことになります。ハイデガーが書いていることの一例だけを引用し

9　M. Heidegger（1927）: Sein und Zeit. Niemeyer, Tubingen（桑木務訳『存在と時間』岩波文庫、一九六〇～一九六三年、辻村公一訳『有と時』河出書房新社、一九六七年）。

ておきますと、

《そのようなこと〔もっとも自己的な卓越した仕方で存在しうること〕が可能であるのはただ、現存在が総じてそのもっとも自己的 eigenst な可能性において、それ自身へ到来しうる auf sich zukommen *kann* とともに、自己を＝それ自身へ＝到来せしめる Sich-auf-sich-zukommenlassen というこのことにおいて、この可能性を可能性として持ち堪えつつ、言い換えれば実存する existiert という仕方においてのみである。この卓越した可能性を持ち堪えつつ、その可能性のうちで自己をそれ自身へ到来せしめること sich auf sich *Zukommen*-lassen、それが将来／未来 *Zukunft* の根源的現象である》（前掲書三二五頁、強調はハイデガー、私自身の翻訳）。

つまり、私たちにとって「時間」の一局面である「未来」ないし「将来」とは、自己が自己自身に「到来」する卓越した可能性だというわけです。

統合失調症の人は、自己が自己自身に安住することができず、絶えず必死になって「自己をそれ自身へ到来」させようとしています。そういう人にとって「未来」が、もちろん時計やカレンダーの上での「未来」ではなく、ハイデガー的な意味での時間の一契機としての「未来」が、この上なく大切な現象となることは、よく理解できます。

統合失調症者は自己自身に安住できませんから、そのつどの「いま・ここ」を生きることが苦手です。自分と世界との、あるいは他人とのあいだの関係を、つねに自己実現の課題として読み取ろうと努力します。中井久夫さんの言い方を借りれば、《人はますますすべての可能性の分枝の分枝までをもきわめつくそうとし、またホワイト・ノイズとまぎらわしいもっとも杳かな兆候を捉えようと思考の枝を延ばす。そしてかすかな兆候から一つの、ときには非現実的な全体を憶測する》[10]のです。

実例として、私が経験した臨床例から、患者の言葉をいくつか紹介しておきます。ある患者は、《自分というものから一刻も目を離すことができません。すこしでも目を離したら、自分がバラバラにこわれてしまいます》と言います。この患者は、美しいもの、自分をうっとりさせるものを極端に恐れます。それに夢中になると自分が消えてなくなるからだ、というのです。別の患者は、《いつも気を張っていないと、他人がどんどん私の中に入ってきて、私というものがなくなってしまう》と言います。また別の患者は、《いつも先手先手で考えることに心がけています。相手に先に読まれたら負けですから》と言います。

もう一人、これは教科書的な統合失調症症状があまり出ず、むしろ躁鬱の気分変動が目立った男性患者ですが、父親との関係がうまくいっていません。この患者がこんなことを言いました。《タイミングがうまくとれない。父にタイミングを狂わされる。父にタイミングで負けている。人と話していても間がもてなくて、全体の雰囲気よりも早めに出てしまう。いつもフライングを

10　中井久夫「分裂病の発病過程とその転導」(木村敏編『分裂病の精神病理 3』東京大学出版会、一九七四年、四四頁)。

している感じで、リズミカルに行かない。自分がキープできない。間がもてないから。行動がスムースに行かない》。[11]

「タイミングをとる」「タイミングが合う」というのは、この患者自身も言っているように「間」の問題ですね。だれかと「間があう」と言うこと、「呼吸があう」と言ってもいいですね。これはだれかと「いま・ここ」を共有する、同じ「いま・ここ」をいっしょに生きる、ということでしょう。さっきも言ったように、統合失調症の人にとって、これが苦手なんです。

ちょっと余談になるかもしれないですが、タイミングtimingという英語をこの意味で使うのは、日本人だけではないかと思われるのです。一種の和製英語ですね。英語の辞書を引いても、私たちが使っている「タイミング」の意味はあまり書いてない。駅へ着いたらちょうどタイミング良く電車が来たというような、そういう使い方はあるらしいのですが、他人との呼吸が合うとか間のとりかたとか、そういう用法は日本独特ではないでしょうか。こういう点にも、人と人との「あいだ」についての特別な感性をもつ日本人の心性が現れているような気がします。

この患者は、タイミングがとれないと自分がキープできない、と言います。他人との「あいだ」、他人との「間」をきちんと確保することが、自己を確保することになるわけです。相手と同じ「いま・ここ」を共有して、それをいっしょに生きることが、自分をキープすることになるのです。それが統合失調症の人にとっては苦手なのです。

「いつもフライングをしている感じ」という表現も面白いですね。競走や競泳のスタートのタイミング、これに失敗すると「フライング」になります。タイミングがとれないから、どうしても遅れてしまう。遅れないでおこうと思うと、早く出過ぎるわけですね。「いつも先手先手で考えることに心がけています。相手に先に読まれたら負けですから」という患者の言葉も、同じことを言っているのでしょう。

「アンテ・フェストゥム」について

統合失調症に特有の、こういった時間の持ち方を、私は「アンテ・フェストゥム」ante festumという言葉で呼んでいます。この「アンテ・フェストゥム」というのは、次回にお話しするメランコリー型鬱病の「ポスト・フェストゥム」post festum、最後の回にお話しする躁病や癲癇の「イントラ・フェストゥム」intra festumと三つ組になって、私の精神病理学の基本概念と見なされている用語ですから、すこし時間をいただいて説明しておきたいと思います。

ハンガリーの社会学者でルカーチという人がおりまして、『歴史と階級意識』[12]という有名な本を書いています。その中で、この人は左翼的な思想家ですが、現状維持を求めるブルジョワジー

11 この症例についての詳細は、木村敏（1993）「タイミングと自己」（『偶然性の精神病理』岩波現代文庫、二〇〇〇年、Ⅳ章）を参照。

12 G. Lukács: Geschichte und Klassenbewußtsein. Luchterhand; Darmstadt, 1970（城塚登・古田光訳『歴史と階級意識』ルカーチ著作集 9、白水社、一九六八年）。

の保守的な意識を「ポスト・フェストゥム意識」と名づけたわけです。次回に詳しくお話しすることになりますが、これは従前からの秩序を守って改革や革新を避けようとする保守的な思想を意味しています。

「ポスト・フェストゥム」というのは、「ポスト」は「後」、「フェストゥム」は「祭り」ですから、「祭りの後」という意味です。あるいは、日本語的に言って「後のまつり」というほうがぴったり来るかもしれません。「後のまつり」というのは、「取り返しがつかない」という意味ですね。社会状況や政治体制で何か大きな変化があると、それは保守的な人にとっては取り返しのつかないことであって、だから、保守派は常に現状維持を求めている。そういう「後のまつり的意識」を、ルカーチは「ポスト・フェストゥム意識」と呼んだのです。

そのルカーチの影響を受けたフランス人の精神科医のガベルという人が、『虚偽意識——物象化と分裂病の社会学』[13]という本を書いて、その本で、ブルジョワジーの「ポスト・フェストゥム意識」とは逆に、革命意識をもったプロレタリアの革新的な政治意識を「アンテ・フェストゥム意識」と呼んだわけです。「アンテ」は「前」という意味ですね。だから「アンテ・フェストゥム」は「祭りの前」という意味です。革命という祝祭を待望して、改革の理想に心をときめかせるプロレタリアートの意識のことを言っているわけです。日本には「前夜祭」という言葉があって、「アンテ・フェストゥム」に言葉の上ではぴったりなものですから、私もこれを「前夜祭意識」と表現することがありますけれども、「前夜祭」というのはそれ自体が祝祭ですから、ふさわしくないかもしれませんね。「アンテ・フェストゥム」というのは、むしろ自分が現在置かれている状況、状態を全面的に否定して、ひたすらユートピア的な未来を待望する、理想主義的な意識です。

統合失調症は原則として青年期に初発しますから、私たちが集中的に治療することになる患者さんに、若い人が多いのは当然と言えます。若い人たちは、そうでなくても一般に革新的で現状否定的です。人生の酸いも甘いもかみ分けた中年以降の社会人とくらべて、青年期の人たちが理想主義的で、身の回りの現実よりも未来の理想を求めた考え方をしがちなのは、けっして病的なことではありません。私は、この理想主義的な傾向が、「いまここ」に安住できない統合失調症の人には特別強いのではないか、と思っています。そしてこれを「アンテ・フェストゥム」的な未来の先取りと考えたいのです。

ビンスヴァンガーは、『失敗した現存在の三形式』[14]という本で、統合失調症の人が経験の広がりをもたぬままに理想の高みを求めるという、現存在の「高さ」と「広さ」の不均衡を、「フェアシュティーゲンハイト」Verstiegenheit と名づけました。邦訳では「思い上がり」という非常に不適切なことばで訳されていますが、「フェアシュティーゲン」というのは「登りすぎ」の意味で、

13 J. Gabel: La fausse conscience. Essai sur la reification. Minuit; Paris 1962（木村洋二訳『虚偽意識――物象化と分裂病の社会学』人文書院、一九八〇年）。

14 L. Binswanger: Drei Formen mißglückten Daseins. Verstiegenheit, Verschrobenheit, Manieriertheit. Niemeyer; Tübingen 1956（宮本忠雄監訳・関忠盛訳『思い上がり、ひねくれ、わざとらしさ』みすず書房、一九九五年）。

自分の力で降りてくることができないほどの高さまで登る、つまり経験的な力量との均衡を越えた高みにまで理想を夢見る、人間としての在り方の失敗を指しています。だから私のいう「アンテ・フェストゥム」は、ビンスヴァンガーが空間的なイメージで言おうとしたのと同じ病的な事態を、時間的なイメージで表現したものだといってもよいでしょう。

主体と自己

一回目のお話のときに触れましたヴィクトーア・フォン・ヴァイツゼカーというドイツの神経科医は、医学に主体／主観 Subjekt を導入するということをモットーにしています。医学は自然科学の一部門ですから、当然のこととして客観的 objektiv に確認できる事実に基づいて研究が行われる必要があります。最近しきりに言われるＥＢＭ、evidence based medicine というのも、その点を改めて強調したものですね。

しかし、医学というものは、研究だけしていればよいというものではありません。医学はなによりもまず、病人の治療という目的を持っています。治療は、治療者と病人との、医者と患者との「二人関係」を核にして展開されます。この二人はそれぞれが主体性 Subjektivität をもった主体 Subjekt として、あるいは主観性 Subjektivität をもった主観 Subjekt として、互いに関係を結んでいます。ここに出てくるドイツ語の Subjekt は、それが最初、日本の哲学に導入されたとき、客観あるいは対象を意味する Objekt に対して、それを意識し判断する側のありかたを示す語として

「主観」と訳されていました。それが昭和に入って、実存主義やマルクス主義などのように、認識や判断よりも行動や行為のほうが重視されるようになると、同じSubjektの語が「主体」と訳されるようになったわけです。ヴァイツゼカーの場合には、知覚と運動、認識を行動がつねに一つのものとして論じられていますから、私はこれをいつも「主体／主観」と書くことにしています。

ここでもうひとつ、注釈を加えておきたいことがあります。ドイツ語のSubjektは英語ではsubject、フランス語ではsujetといいます。これはすべて、ギリシア語で「根底にあるもの」「下に置かれたもの」を意味するhypokeimenonのラテン語訳subiectumに由来する言葉なのですが、英語やフランス語では「主体／主観」の意味で用いられるだけでなく、「下に置かれた」という意味が強く出て、「主従関係」の「従者」、「臣民」、あるいは人体実験の「被験者」、あるいは医療場面では「患者」を指す用法が行われています。この用法はドイツ語のSubjektにはありません。それからもうひとつ、ドイツ語でも英語でもフランス語でも、この言葉は文章の「主語」の意味でも用いられることがある、ということを付け加えておきたいと思います。

さて、医学に「主体／主観」を導入するということをモットーに掲げたヴァイツゼカーは、この「主体／主観」を説明して次のように言っています。

《古典的自然科学の問いが「認識が客観Objektivesを認識する」という形式だったのに対して、新しい問い方は「一つの自己Ichがその環境世界Umweltに出会う」という形式をもつ。ここで「自己」と心的現象との混同を防止するために、われわれは現象との結びつきをまだ残している自己の概念から、それと環境世界との対置の根拠をなす原理を取り出して、これを主体／主観と呼ぶ》[15]。

ここでヴァイツゼカーが「自己と心的現象との混同を防止する」と言っているのは、「自己」ないし「私／自我」Ich と言えるのは人間だけであるのに、彼が「主体／主観」の概念で捉えようとしているのはすべての生きものについて——極端に言えば単細胞の生物についてすら——言えることだからです。生きものはすべて環境世界に相対して、自分自身の存在を確保し、自分自身の観点から環境世界を見ています。これが「主体／主観」、人間でいえば「自己」ということなのです。なお、ここで「心的現象」psychische Erscheinung と書いた箇所は、一九四〇年の初版の表記であって、現在出回っている『ゲシュタルトクライス』のすべての版では（私たちが邦訳したみすず書房の版でも、最近ズーアカンプ社から出た全集版でも）「物的現象」physische Erscheinung となっています。これは、戦後のごたごたで原典の出版社（ティーメ社）がライプツィヒからシュトゥットガルトへ移転したときに生じた誤植に違いありません。重大な誤植なので、全集版の編集者には私から注意を促しておきました。

ところでヴァイツゼカーは、この「主体／主観」という有機体と環境世界との出会いの原理は、この出会いが環境世界の側のなにかの事情で一時的に途切れても、有機体が生きているかぎり、直ちにまた回復するものだと言います。この「出会いの途切れ」のことを彼は「転機／危機（クリーゼ）」

Krise と呼ぶのですが、これについて彼はこう書いています。

《主体／主観が転機において消滅の危機に瀕したときにこそ、われわれははじめて真に主体／主観に気づく。……主体／主観とは確実な所有物ではなく、それを所有するためにはそれを絶えず獲得しつづけなくてはならない》（前掲書邦訳二七七頁）。

この「主体／主観」は、われわれ人間では「自己」と呼んでいいもののことですから、われわれが自己でありうるためには、われわれはそれを絶えず周囲の世界との出会いの中で獲得しつづけなくてはならないわけです。つまりわれわれは、絶えず「未来」を先取りすることによって、自己でありつづけなくてはならないことになります。

この「未来の先取り」のことを、ヴァイツゼカーは彼独自の用語で「プロレプシス」と呼びますが、それについてたとえばこんなことを書いています。

《馬に速度を変えさせれば、歩行形態（常歩、速歩、駆歩、疾走）も必然的に変わる。脚の運びが速度を規定しているからである。字を書く速度を遅くしたり速くしたりすると、書体が変わる。ゆっくり書くと小学生のお習字になるし、速く書けば「なぐり書き」になる。ところが字の大きさを変えても書体に大した変化は生じない》[16]。

15 V.v.Weizsäcker（1940）: Der Gestaltkreis. Theorie der Einheit von Wahrnehmen und Bewegen. GS IV, Suhrkamp; Frankfurt 1997, S. 299（ヴァイツゼッカー『ゲシュタルトクライス――知覚と運動の一元論』木村敏・濱中淑彦訳、みすず書房、一九七五年、二七五／六頁、訳文は一部変更した）。

これは要するに、ある目的を持った運動は、その作業に取りかかる前からすでに作業の全体を先取りしているということです。未来のプロレプシス的な先取りのみが環境世界との相即を可能にし、有機体の主体性を可能にしているということです。

統合失調症の人が世界に対して、世界を構成している他者たちに対して「自己が自己である」ことを確保しようとしても、その人と世界あるいは他者との出会いは、最初から、おそらく生来的に問題をはらんでいます。彼は、健常者にとっては想像もつかないような「転機／危機」の状態に、つねに曝されていると言ってよいでしょう。だから統合失調症の人は、つねに事新しく自己になり続けなくてはならないのです。だからそのつどの他者に対して、つねに先手先手で相手の機先を制するように行動する必要があるのです。ハイデガー的にいえば、「自己をそれ自身へ到来せしめる」可能性としての「未来」に生きる必要があるのです。私が「アンテ・フェストゥム」と呼んでいるのは、このようなあり方にほかなりません。統合失調症の人の時間の生き方が「アンテ・フェストゥム」であるということと、統合失調症が自己の自己性の病理であるということとは、同じ一つの事実の異なった表現に過ぎないのです。

16　V.v. Weizsäcker（1942）: Gestalt und Zeit. GS IV, Suhrkamp; Frankfurt 1997, S. 349　（木村敏訳「ゲシュタルトと時間」『生命と主体』人文書院、一九九五年、二六頁）。

第四回

内因性鬱病の精神病理

症状と病気

今日と次回で、今度は内因性鬱病のお話をしたいと思っております。今回は「内因性鬱病の精神病理」ということで、「内因性」という言葉の人間学的・状況論的な意味を中心にしたお話、それから来週は、前回統合失調症のアンテ・フェストゥム的な時間性のお話をしたときにすこし触れた、内因性鬱病に特徴的な「ポスト・フェストゥム」的な時間性のお話になります。

このごろ、鬱病が増えているという話をあちこちでお聞きになると思います。しかし、私なんかの専門の立場から見ますと、本当の意味の鬱病というのは増えていない。むしろどちらかというと減っているんじゃないかという気がします。意外と思われるでしょうけれども、どういうことかといいますと、「鬱病」と呼ばれて増えているといわれているのは、実は本当の鬱病ではなくて、「鬱」の状態、抑鬱状態を主な症状とする、別の病像ではないのか、ということなのです。

最初から余談をお許しいただくとして、「鬱病」の「鬱」という字、これは長らく常用漢字に入っていなかったものですから、新聞や一般書はもちろんのこと、精神医学の専門論文や専門書を見ても、全部「うつ病」と平仮名で書くことになっています。私は、この平仮名と漢字の交ぜ書きというのを、美的な理由から大嫌いなんです。「憂うつ」なんて、まるでセンスがないでしょう。画数が多いから手で書くのは大変ですが、ワープロだったら簡単に出てきます。「欝」という略字もありますけれども、これだって結構難しい字だから、やはり本字のほうがいいですね。ただし私も、カルテに急いで書いているようなときには「ウツ」と片仮名で書いたりしています。

さて本題に戻って、鬱病は本当は増えていないのに増えているかのようにいわれるのは、やはり病気と症状を取り違えているからなのです。もっと言うとこれは、症状のみに注目してその背後にある心の病理を問題にしない操作的診断基準（ＤＳＭとＩＣＤ）が公式にまかり通っているためだということになります。精神病理のことなんかまったく考えない精神科医が、目の前にいる患者の客観的な症状が鬱だったら、その症状を出している人間の主観的・主体的な病理などにはお構いなしに、これを同じカテゴリーに入れる、そういった客観主義的な診断法の最大の弊害の一つがここに見られるわけです。前回お話ししたヴァイツゼカーの、「医学に主体／主観を導入しよう」という人間学的な主張とはまったく逆のことがまかり通っているわけです。

この講座の初めのほうで、患者の出す症状というのは病気ではないと申しましたでしょう。症状と病気は違うんです。風邪という病気と、熱が出たり頭痛がしたりクシャミが出たりとかいうのとは、医学的・生物学的に言って別の出来事なのです。われわれ医者は風邪を治さなければいけないのです。頭痛を軽くするとか熱を下げるとかは、患者さんを一時的に楽にしてあげるだけのことで、病気としての風邪の治療とは関係がない。薬で熱が下がって頭痛が取れている患者さんでも、ほかの人にウィルスをうつすわけですよね。ちゃんと病気は残っていますから。

これも前に申したことですけれども、大切なことだからもう一度申し上げますと、症状というものは、病気になった生体が自分の力でその病気に打ち勝とうとしている、合目的的な生体防衛反応です。免疫という現象がその代表的なものですね。さきほどの風邪の症状も免疫反応の一例です。風邪薬などで症状だけをとってしまおうとする対症療法は、この自然の理に反しているわけです。

そういうことで、症状と病気はきちんと分けなければいけないのですが、DSMやICDは両方とも、病気の分類であるかのような体裁で、実は症状の分類しかしていません。それはなぜかというと、症状しか目に見えないから、症状しか客観的に捉えられないからなんです。

抑鬱症状の疾患非特異性

元気がなくなり気力を失って、気分が沈む、なにごとも積極的に前向きには考えられない、そういった「落ち込み」の状態が「鬱」の症状ですね。しかしそれは、「鬱病」という病気ではありません。だれも風邪のことを「頭痛病」とか「発熱病」とか呼んだりはしないでしょう。頭痛や発熱を症状とする病気は、ほかにもいくらでもありますから。頭痛や発熱は「疾患非特異的」な症状だということになりますね。そこでこの非特異的な症状の成因をつきとめて、それに対して原因療法を行う、それが医学の、あるいは病理学のつとめなのです。

ところがこの「鬱」という症状は、頭痛や発熱と同じくらい、あるいはもっとそれ以上に、疾患非特異的なのです。早い話が、風邪にかかって元気はつらつとしているなどという人はあまりいません。風邪のときには、みんな憂鬱になります。事実、これはやや専門的な話になってきますけれども、風邪と鬱というのは、私はかなり密接な関係があると思っています。本当の鬱病が風邪によって誘発されるということも、鬱病の治療中に風邪で悪化することも、十分あると思っています。

「鬱」「抑鬱」というのは、英語で言うと depression、抑え込まれている状態、「落ち込み」のことです。これはけっして気分の落ち込みだけではない。辞書を引いてみてください。景気の落ち込み、不景気も depression ですし、気圧の落ち込み、低気圧も depression です。土地の窪みも depression というらしい。要するに気分が落ち込んで不景気になり、活気がなくなっているというだけの話です。だから、急に体温が上がって熱が出たら「熱病」だという診断で済ませてしまうのでなく、その発熱の原因を探さなくてはならないのと同じことで、気分が落ち込んだら「鬱病」という診断で済ませてしまうわけには行かないのです。それを引き起こしている成因、つまり原因についての、精神病理学的な探索がどうしても必要になるわけです。

気分の落ち込みを惹き起こす、つまりその成因となりうる病気は非常にさまざまありますけれども、その中でも比較的輪郭のはっきりした、昔から多くの精神科医が異論なく一つのまとまった疾患単位だと認めてきた、そういう病気が間違いなくあります。そしてこれは特にドイツで、「内因性鬱病」endogene Depression と呼ばれてきました。しかし今も言ったように、この Depression つまり「鬱病」という病名は症状名との区別がつきにくく、誤解を招きやすいということで、いっそやめてしまって、「メランコリー」ないし「内因性メランコリー」と呼ぶ方がいいだろうという意見が、ドイツの精神病理学者のあいだに根強くあるのです。私自身もそれに賛成なのですが、困ったことに、「メランコリー」という病名を提唱している人たちどうしのあいだでこの病気についての意見が一致しているかというと、かならずしもそうは言えないのが実情です。目に見えない心の病理を扱う精神病理学というのは、それほどまでに難しく、厄介な学問なのですね。

メランコリー Melancholie というのは、ギリシア語で「黒い」という意味の melag と「胆汁」の意味の kholia から来ています。古代ギリシアでは体液の混合比と気質を関係づける考え方が一般的で、黒胆汁の優勢な人は天才的な資質を持っている反面、気分的には陰気であると信じられていたのでしょう。そんなことで西洋では昔から、メランコリックという言葉が陰鬱という意味で用いられてきたわけです。だから「鬱病」を「メランコリー」と言い換えたところで、なにか特別な見識が表明されているわけではありません。

内因性・外因性・心因性

そこで、「内因性」というのはどういうことか、まずそのお話をしたいと思います。精神医学は以前から、「内因性」「外因性」「心因性」の三つの原因領域を区別して考えておりました。これはもちろん、成因論を排除して症状だけを重視する現代の操作的診断基準では、きれいに消し去られています。私自身も、この三分類はいろいろの問題を含んでいて、けっして賛成ではないのですけれども、精神疾患の精神病理、とくに成因論を考えて行く上で、ひとつの枠組みとしては残しておいてよいのではないかと思っています。とくに、後から申します「内因性」endogenの概念は、人間学的に非常に豊かな思索を触発してくれます。

「内因性」の話は後回しにして、あと二つの概念について簡単に説明しておきます。言葉の上から理解しやすい「心因性」というのは、ドイツ語ではpsychogen、英語ではpsychogenicといいますが、psychoはもちろん「心」、genというのは「発生」「生成」を意味していますから、心理的な原因から生じた病態について言われる言葉です。

たとえば失恋をした、恋人にふられた、そのショックで憂鬱になるということがあります。かなり本格的な、病的な鬱状態であっても、その心理的な因果関係が単純ではっきりしていて、たいした治療をしなくても、すこし時間をおけば、いわゆる「日にち薬」でよくなってしまう、そういうのは「心因反応」といいます。

最近しきりに問題になる「心的外傷後ストレス障害」posttraumatic stress disorder、略してPTSDは、もっと複雑です。この場合の「心的外傷」traumaというのは、恋人にふられたというような単純なことではなくて、だいたいは、子どものときに親から虐待を受けた、それも単に肉体的に乱暴な扱いというだけではなくて、性的な虐待を受けた子どももいるわけでしょう。

そういう過去の心的な外傷が、ずっと後遺症として後々まで残って、いったんは元気にやっているように見えている子が、なにかのきっかけで昔の心的外傷を活性化させて、そこで精神障害が来る。これもやはり心因性と考えられています。

それからもうひとつは、フロイト以来、神経症の原因として無意識の心的力動ということがいわれています。フロイトを始祖とする精神分析のさまざまな学派が、今日まで営々と発展させてきた力動的精神病理学の流れ、これを無視して心の病理を語ることはできませんが、私自身としてはその能力も資格もない。それについてのお話は専門の方におまかせすることにして、ここでは立ち入りません。ただここで言っておきたいのは、一般に「鬱病」と呼ばれている抑鬱性の病像の中にも、精神分析が問題にする幼児期以来の無意識の心的力動が主要な成因としてはたらいている、そういう病像が間違いなく存在する、ということです。昔から「抑鬱神経症」とか「神経症性鬱病」とかいわれてきた一群の病像ですね。これももちろん「心因性」のカテゴリーに入ります。というよりもむしろ、そういった神経症性の病像こそ、心因性の精神障碍の代表的なものなのですが、DSMやICDなどの操作的診断基準では、この「神経症」という表現自体が、跡形もなく消されてしまいました。

次の「外因性」というカテゴリー、ドイツ語ではexogen、英語だとexogenicといいます。exoというのは「外」という意味ですが、「外」といっても外界の問題ではありません。「こころ」にとっての「外」ということで、結局は身体のことを指しています。だから「外因性」というのは、

「身体因性」というのと同じことだということになります。「器質性」organischというのも、だいたい同じ意味です。

身体に原因のある精神病像を「外因性」というのだとすると、統合失調症とか鬱病あるいは躁鬱病とか、そういった精神医学の代表的な病気でも、それが病気である以上、やはり身体に、つまり脳の神経系統に原因の座を求めるべきだ、という考えは、もちろん昔からありました。しかし一般に、そうした代表的な精神病はあくまで「内因性」と見なされて、「外因性」と呼ばれたことがありません。「外因性」の精神障碍というのは、身体に、あるいは脳に、一次的に、しかも仮説的にではなく事実として確認できるような仕方で生じた病変が、「こころ」の機能にも変化を及ぼして精神病像を惹き起こした、そういう病像を指す言葉として用いられてきたわけです。

歴史的に有名な外因性の精神障碍は、梅毒を原因とする進行麻痺ですね。現在ではほとんど見られなくなったのだと思いますが、私たちの若いころにはまだたくさんありました。これがとくに有名なのは、哲学者のニーチェがそうだったからということですね。これには異論もあるようですし、本当のところはわかりませんが、一応ニーチェの狂気は進行麻痺だったというのが定説にはなっています。

現在の私たちにもっと身近なのは、アルコールと覚醒剤でしょう。アルコール依存の状態が続きますと、ときにかなり重篤な精神障碍をひきおこします。部屋中に小さな動物がたくさん見えるという幻視が中心となる「アルコール幻覚症」とか、もっと本格的に被害妄想や幻聴が出てくる「アルコール精神病」などがよく知られています。それから、覚醒剤の連用が原因となって起こってくる精神障碍は、症状の点から見るとちょっと統合失調症と区別がつきにくいことがあって、統合失調症の身体因の研究によく引き合いに出されることもありました。しかしもちろん全体の経過から見れば、これがまったく別の病気であることは言うまでもありません。

そこであと残ったのが「内因性」です。これはドイツ語では endogen ですが、英語ではなぜか endogenic と言わないで endogenous というのが慣例なのですね。endo というのは「内」、「内部」ということです。でも、さっき言いましたように「外因」の「外」というのが「心の外」である身体のことだとすると、心そのものの内部の問題から来る精神の病理は「心因」でいいんじゃないか、どうしてわざわざ「内」ということを強調して「内因」というカテゴリーを設けなければならないのか、「内部」というのは何の内部のことなのか、この名称自体がすでに大きな謎を秘めています。

実は、精神医学の中心的な病気、とくに精神病理学という学問がそのためにこそ存在しているとすら言える各種の病態、つまり統合失調症、本格的な鬱病つまりメランコリーや躁鬱病、パラノイアと呼ばれる妄想病、いわゆる非定型精神病ないし混合精神病などは、すべて「内因性」の病理に分類されます。精神医学という独立の専門領域が、内科学から分離して存在している理由、単なる心療内科ではない精神科というもののレゾン・デートル、それがまさに内因性の精神病なのです。もしそれが「心因性」や「外因性」に解消してしまえるものならば、精神医学の存在理由なんかどこにもなくなってしまうはずのものなのです。ところがその「内因性」とはなにを意味しているのか、それがわかりにくい。精神医学、精神病理学は、まずもって自らの存在の根拠を問うことから始めなくてはならない宿命を負わされているのです。

私なんかの若かったころには、「内因性」というのは遺伝性あるいは先天性ということなのだと、大体そう理解されていました。確かに内因性の精神病はどれも遺伝性の強いものばかりです。しかし、統合失調症のところでも申しましたが、本当に遺伝性の病気であるのなら、一卵性双生児の一致率は百パーセントにならなくてはおかしいわけです。それがそうはならない。今日お話しする内因性のメランコリー型鬱病でも、一卵性双生児の一致率は非常に高いんだけれども、百パーセントにはなりません。

そう思ってみると、内因性といわれている精神病にはどれも、かなり特徴的な環境あるいは状況の側からの誘発要因が見られることに気がつきます。統合失調症の場合には、親から独立して一人前の自己として対人関係を結ばなくてはならない状況、笠原嘉さんが非常に適切な言葉で「出立」と呼んだ状況[1]がそれに当たりますし、メランコリーの場合には、あとから申しますように、やはり特徴的な状況要因が重要な意味をもってきます。どうやら「内因性」の精神病では、病気そのものが遺伝するのではなく、状況への対応能力の個性のようなものが、つまり特定の状況を「病前状況」として形成しやすい「病前性格構造」のようなものが、病気になる前から形作られていたと言った方がよさそうなのです。そしてこの性格構造の形成には、生物学的な意味での遺伝だけでなく、その人が育ってきた家庭で、主として両親からどんな養育を受けてきたかも、大いに関係しているのに違いありません。

テレンバハのエンドン論

この「内因性」の問題を人間学的な立場から徹底的に論じ、そこから内因性の単極鬱病、つまりメランコリーの病態発生についての見事な理論を展開したのが、テレンバハというドイツの精神病理学者です。私はこのテレンバハ氏とは若いときから深いつきあいがありまして、彼の主著『メランコリー』[2]を翻訳したのも私ですし、彼は私を一九六九年から二年間、ハイデルベルク大学の客員講師として招待してくれました。『メランコリー』の改訂第三版（一九七六年）には、私の意見を取り入れて書き直してくれた箇所がたくさんあります。共著の論文も書きました。余計なことですが顔まで似ていて、彼は私のことをつねづね、ふたごの兄弟だと言っておりました。

このテレンバハの『メランコリー』は、内因性鬱病、つまり彼のいう「メランコリー」の特有の病前性格構造として「メランコリー親和型」Typus melancholicusという性格類型を記述し、そ

1　笠原嘉（1968）「精神医学における人間学の方法」（『精神病と神経症』1、みすず書房、一九八四年、所収）。
2　H. Tellenbach（1961）: Melancholie. Problemgeschichte, Endogenität, Typologie, Pathogenese, Klinik. Springer; Berlin, 4. erweiterteAuflage 1983（テレンバッハ『メランコリー』木村敏訳、みすず書房、一九七八年、改訂増補版、一九八五年）。

の病因論的な意義を解明した書物として一般に知られていますが、私は、実はこの本のもっとも優れた存在理由は、「内因性」という概念についての彼の解釈にあるのではないかと思っています。

先ほども申しましたように、「内因性」endogenというのは「内」に原因があるということで、この「内」とは何なのかが大問題なのでした。テレンバハはこの「内なるもの」を「エンドン」Endonと名づけて、それが人間存在にとってもつ意味を徹底的に解明しようとします。

テレンバハにとってエンドンとは、一言で言えば「内なる自然」です。それはまず、リズムという周期的な動きによって、自然界（コスモス）の変化に対応しています。内因性精神病に特徴的な「日内変動」（メランコリーは通例、朝方のほうが夕方以後よりも調子が悪い）、睡眠覚醒リズムの変化、季節や共同体の祭礼儀式との関連はよく知られています。次に、内因性の事態はつねに全面的で、人間存在の全部を巻き込んでいます。《結晶面のどれひとつをとっても、そこにはつねに全体が含まれている》（邦訳六九頁）、ここに現象学的・人間学的精神病理学のいう「現象」と、科学的精神医学のいう「症状」との決定的な違いがあります。さらに、自然の生命活動が生起する「生成」Werdenの性格と、メランコリーにおけるその阻害との関連も重要です。このエンドンという「内なる自然」について、テレンバハは次のように書いています。

《われわれは、あらゆる生命的事態の中で基本的なかたちの統一として現れ出るものを内因性のものと考える。エンドンとは、根源から発してこの内因性の諸現象の中で自らを展開し、しかもそれらの現象の中にとどまっている自然Physisである。ここでいうピュシスとは、心的なものと区別された物理的なものの意味ではなく、いわばゲーテの形態学的著作の中に出てくる自然Natur のことである。それは「天地、動植物およびある意味では人間をも」意味し、「発出Aufgehen するということにおいて自らを自ずから産出するもの」（ハイデガー『森の道』）としてのアリストテレス的ピュシスのことである。それは生物学の対象となる無人格的なものでも、実存とか精神的現実の実存的生命化とかの意味での人格的なものでもない。エンドンはそういったもの以前にある。なぜならエンドンがそれをはじめて可能にし、刻印するのだから。またエンドンはそういったもの以後にある。なぜならエンドンはその影響を受け、それに住まわれ、それによって形成されうるものであるから》（同八七頁）。

「内因性」、つまりエンドン因性の事態において、「外」である自然 Natur が人間の「内」なる自然 Natur ——その人の「本性」Natur ——として姿を現します。言い換えると、エンドンは宇宙との全面的な相即関係において「内因性」の発展を生起させます。「内因性」とは、正確には「エンドン・コスモス因性」endo-cosmo-gen のことだ、とテレンバハは言います。

ここに「自然」という言葉が出てきましたので、私たちが第二回で統合失調症との関連で見ておいた「おのつから」としての〈自然〉との関係についても、ちょっと考えておきたいと思います。そのときに申しましたように、現在私たちが自然科学、自然保護、自然破壊などといって使っている「自然（しぜん）」、つまり「自然界」の意味での「自然」という言葉は、西洋の Natur を翻訳するために、明治時代に入ってから新しく作られた日本語です。これはあくまでも人間にとっては、あるいは人間のこころにとっては外にある「対象」であって、「内なるもの」としてのエンドンとは無縁です。

しかしこれに対して、これもそのときに申しましたが、西洋にはもうひとつの「自然」概念がありました。それは万物を創造した神の創造行為それ自体を「産み出す自然」、「能産的自然」natura naturans として捉えて、これを神の手によって産み出された自然、「所産的自然」natura naturata と対置する考え方に由来しています。テレンバハが、「発出するということにおいて自らを自ずから産出するものとしてのアリストテレス的ピュシス」と書いている「自然」は、明らかにこの能産的自然を指しています。そしてそれこそが、人間の「内」なる自然、その人の「本性」として、宇宙（コスモス）との全面的な相即関係において「内因性」あるいは「内因・コスモス因性」の事態を生起させるエンドンのことなのです。

テレンバハは、私が和辻哲郎の『風土』を引証して書いたドイツ語論文[3]や、ヴァイツゼカーの『ゲシュタルトクライス』にも触れながら、そのエンドン論を次のようにまとめています。

《われわれは内因性ということを秘因性 kryptogen として見ることをやめて、これをポジティヴに、人間存在固有の事態的性格の変化の徴しとして、またこのことにもとづく人間存在の構造的同質性の徴しとして見ることにする。エンドンのあり方は超主体的 transsubjektiv であり、したがってメタ心理学的であると同時に、超客体的 transobjektiv であり、したがってメタ身体学的である。しかしエンドンは、心的かつ身体的に現れ出てくる。エンドンはみずからを変えることによって、われわれが身体とか心とかの極限概念でもってとらえているところのものを変化させる》(同一一四頁)。

ということは、要するに彼のいう「エンドン」とは、私が山カッコつきで〈生命〉と呼ぼうとしているものにほかならないということになります。

「メランコリー親和型」のエンドン

さて、先ほども言いましたように、いわゆる内因性の精神病はすべて、特定の「発病状況」によって誘発されるという傾向をもっています。このことは、いま申した「エンドン・コスモス因性」のことを考えれば、いわば当然のことだと言えます。だから人間学的精神病理学の大きな課題として、特定の状況が特定の病気にとって「病前状況」あるいは「発病状況」となるような、そんな「病前性格構造」を見極めて、これをエンドン論の観点から解明する、という仕事が浮かび上がってきます。

テレンバハはほかならぬ内因性メランコリーについて、そのような問題意識をもって一つの際立った性格類型を取り出し、よく知られているようにこれを「メランコリー親和型」Typus melancholicus と名づけました。

3 B. Kimura: Schulderlebnis und Klima (Fuhdo). Nervenarzt 37; 394, 1966.

メランコリー親和型性格の第一の基本的特性は、生活の秩序 Ordnung への独特の親近性、つまり秩序指向性 Ordentlichkeit、日本語でいえば「几帳面さ」です。秩序や几帳面さが普通と違った異常な形態をとっているというのではありません。そうではなくて、このタイプの人がごく普通の意味での日常の秩序を大切にする、さらにいえばそれにこだわる、その固着の仕方が独特なのです。どういうことかというと、この人たちは自分が守らなくてはならない秩序に十分に対応できないとき、それを自分の負い目あるいは責任として感じてしまう、そういう特別な感受性を身につけてしまっているのです。

「負い目」というのはドイツ語では「シュルト」Schuld といいますが、これは「罪」という意味ももっています。英語の guilt に相当する言葉です。「罪」といっても、宗教的、道徳的な意味での「罪」、つまりドイツ語で Sünde、英語で sin と呼ぶ罪悪のことではありません。「シュルト」というのは元来は「借り」、「債務」の意味で、自分の果たすべき義務を果たしていない未済状態を指していう言葉です。だからなにか特定の悪行をはたらかなくても、自分のするべき仕事、あるべき生き方を十分に果たしていないことだけで、それが「罪」だということになります。

だからメランコリー親和型の人の特別な感受性は、自分の仕事に対する過度に高い要求水準として現れてくることになります。しかも、具合の悪いことに、この要求水準は自分の仕事の質と量の両面に同時に向けられています。几帳面な仕事をきちんとする責任感の強い人物として、こういう人は周囲の人から信用され、頼りにされますから、どんどん仕事を頼まれて、それを断ることができません。仕事の量が増えても、その質を落とすことができません。こうしてメランコリー親和型の人は、自分の持ち前の几帳面さがわざわいして、絶えず負い目を負った状態におかれてしまう宿命にあります。自分の秩序愛好性のためにかえって秩序が守れない、そういった自己矛盾がこの性格類型の病理性を物語っています。

メランコリー親和型の人がこうやって自分を秩序の中へ閉じ込め、いわば自縄自縛に陥っているあり方を、テレンバハは「インクルデンツ」Inkludenz と名づけます。これはラテン語で「閉じ込める」という意味の includo からとった言葉です。たとえばこのタイプの家庭の主婦は、自分の仕事場である自宅の構図、近隣の人たちとの人間関係や子どもの学校、近所のマーケットや交通手段などといった、「身の回り」の秩序とあまりにも密着しているので、そういう人にとっては引っ越しが大きな危機的状況になります。昔から内因性鬱病は引っ越しのあとに発症しやすいことが知られていて、「転居鬱病」などという特別な名前まであったほどなのですが、それはこのインクルデンツが病前状況となった絶好の事例と言うことができます。

インクルデンツがメランコリー親和型の状況の空間性の標識だとしますと、その時間性の標識は「レマネンツ」Remanenz です。これは「あとに残る」「取り残される」という意味のラテン語 remaneo から作られた概念で、「自分自身に後れをとっている」、「自分自身の背後に取り残されている」状況を指しています。これはいま言ったメランコリー親和型特有の、自己自身に対する要求水準の高さから来た「負い目」の状況にほかならず、その典型的な現れが、これも以前からそう呼ばれている「昇進鬱病」です。地位が上がればそれだけ責任も大きくなりますが、これがメランコリー親和型の人にとって危機的な状況を意味しうることは、非常によくわかる話でしょう。

それ以外にも広く知られている内因性メランコリー特有の発病状況が、いくつかあります。自宅の新築、転勤や転職、定年退職、自分自身や家族が病気になったり怪我をしたりしたための日常生活の変化、子どもが結婚して家を出ること、それにもちろん家族の死亡、そういった出来事があると日本では、そしておそらく外国でもそうなのでしょうが、お祝いとかお悔やみとかお見舞いとかの、丁重な挨拶がありますよね。そういう丁寧な対応が儀礼化しているような出来事の背後には、まず例外なく当事者の生活秩序の大きな変化が起こっています。そしてそういった出来事がみな、内因性メランコリーの発病状況になりやすいものなのです。

クラウスの「役割同一性」

統合失調症とメランコリーは、ともに内因性の病態です。それぞれに特徴的な病前状況を契機として、エンドンの病的な変動によって「エンドン・コスモス因性」に発病します。しかし、両者が決定的に異なっているのは、患者の人生全体に及ぼす影響です。統合失調症が非常に治癒困難で社会復帰の困難な精神病であるのに対して、メランコリーのほうは、初回発症と同様に生活の秩序を脅かす病前状況に遭遇するたびに再発を繰り返すことはありますけれども、一回一回の病相の予後は良好で、普通は数ヶ月で完全に治癒して普段の社会活動を取り戻すことができます。

統合失調症を扱った回でお話ししたように、統合失調症の基本的な病理は一言で言えば「自己の成立不全」にあります。自己が自己として、いっしょに社会を構成している他者たちと人格的・人称的な、Personとしての関係を結べない、それが統合失調症の基本的な障碍なのでした。これがその人の人生の形成に決定的に不利な刻印を残すことは、いうまでもないでしょう。

これに対してメランコリー者の「自己」はどうなっているのでしょう。この、あまり正面から論じられたことのない問題について、興味深い議論を展開したのが、テレンバハの高弟でブランケンブルクや私とも個人的に深い親交のあるアルフレート・クラウスです[4]。

人間は社会的存在である以上、「私は何であるか」の自己規定、つまりアイデンティティの重要な構成契機として、「役割アイデンティティ」がつねに問題になってきます。役割は他者との役割関係を前提にしていて、私が父親であるためには子どもの存在が必要であり、医者であるためには患者の存在が不可欠です。役割アイデンティティとは、「他者との結びつきにおけるアイデンティティ」なのです。しかし父親であり医者であるのは私だけではありませんから、役割アイデンティティは個人的・人格的存在の「無名化」をも意味しています。私が真に私自身であることという「自己アイデンティティ」は、私が自分の役割以上のもの、役割を超えたものであること

4　A. Kraus: Sozialverhalten und Psychose Manisch-Depressiver. Enke; Stuttgart 1977（クラウス『躁うつ病と対人行動──実存分析と役割分析』岡本進訳、みすず書房、一九八三年）。

によって、つまり役割から一定の距離をとることによって保証されます。こうして私は、自分の役割アイデンティティの肯定と否定との、一種の平衡関係のうちに生きています。

クラウスによると、メランコリー者は、そしてこの点では双極性の躁鬱病者でも同じことだというのですが、普段からこの対人的な役割と過剰に同一化し、役割アイデンティティが自己アイデンティティより優勢になっています。そのために社会規範や役割行動から距離をおけないのです。この人たちが秩序を重視するのもそのためです。彼らにとって、自分が同一化している価値の内的外的な喪失、別離や定年などによる役割の喪失、新しい役割の発生、いくつかの役割相互間の矛盾（「役割間葛藤」）、一つの役割行動に向けられる多方面からの他者からの役割期待のくいちがい（「役割内葛藤」）などは、すべて発病の誘因となりえます。

双極性躁鬱病に見られる「躁」と「鬱」の逆説的関係

従来から「鬱病」という病名は、「躁鬱病」とワンセットのものとして、あるいは「躁鬱病」の一部として理解されてきたのではないでしょうか。つまり、内因性の鬱病はかならず、潜在的あるいは顕在的に躁症状を伴っていて、躁が表に出ないで鬱だけで経過するものが「単極性」の鬱病、躁の症状がはっきり出てくると「双極性」の躁鬱病と呼ばれてきました。この頃の呼び方では「躁鬱病」という言葉は用いられなくなって、「双極性障碍」とだけ言われることが多くなりましたけれども。

この講座は精神医学の講義ではありませんので、教科書的な説明はやめておきますが、普通は学生なんかに説明するとき、黒板にサイン・カーブのような図を描いて、カーブが基線より下がっているのが鬱病相、上がっているのが躁病相で、それが繰り返されるのが躁鬱病だ、というようなことをいうわけです。鬱は最初にも言いましたように気分の「落ち込み」だとすると、躁はその反対で、病的に陽気になってはしゃぎまわる、いわゆる「ハイ・テンション」の状態だということになります。

ところが実際の臨床でおめにかかる躁鬱病では、躁と鬱はけっしてそんなふうにきれいに分かれて順番に来るのではありません。まず非常に説明に困る現象として、いわゆる「躁鬱混合状態」というのがあります。ある病像を躁と見ることも鬱と見ることもできる、そういったいわば自己矛盾を含んだ病像です。教科書や事典類を見ると、病像を気分の異常と行動の異常に分けておいて、気分は沈んでいるのだが行動は多くなりすぎているとか、逆に気分はハイになっているけれどもなにも行動しないとか、そんな病像を混合状態として書いてありますけれども、そんな単純なものではありません。落ち込んだ鬱的な気分そのもののなかに、ふわっと浮いた躁的な気分が混じり込んでいるとか、せっぱ詰まった苦しい心境がそのまま多弁多動を生み出しているとか、言葉ではどうにもうまく言い表せない病像が、実際にはいくらでも見られます。

それともうひとつ、これは精神科医じゃなくても、だれでも知っていることですけれども、小さな子どもは眠たくなると急にはしゃぎ出すことがありますよね。眠たいというのは身体の活動力が低下して、元気がなくなってもおかしくない状態でしょう。それだのに、逆にかえって躁状態になるわけです。普通だったらもう寝る時間なのに、来客があったりして寝そびれると、手のつけられないほどハイ・テンションになって大声で騒ぎまわる。挙げ句の果てに机の角に頭をぶっつけたりして大泣きをして、そのとたんにコトッと寝てしまう。小さなお子さんをお持ちの方は、よくご存じだろうと思うんです。

大人でもそれと同じことが、徹夜をして勉強したり遊んだりしたときに見られます。すっかり疲れているはずなのに、気分は逆に高揚している。ご自分でもそんな経験をお持ちの方もいらっしゃるのではないでしょうか。実はこの現象は、精神科の臨床でも利用されることがあって、鬱病の治療法の一つとして、「断眠療法」という、徹夜をさせることで鬱を躁に変える治療法があります。いまでもやっているのかどうかは知りませんし、これが果たして「治療」と言えるのかどうかもわかりませんが、そういう現象が知られていることは事実です。

もっと身近なところでは、お酒を飲んで酔っぱらったときの躁状態などというのも、考えてみると背理的ですね。アルコールは麻酔作用をもっているはずですから。身体の運動能力や反応能力は明らかに低下するのに、気分や行動は抑制されるよりも高揚することが多いですね。

つまり躁状態と鬱状態というのは、けっして単純に反対の状態ではないのです。私は、双極性の躁と鬱とは、実は「双極」なのではなくて、同じ一つの内因性の事態の、つまりエンドンの同じ一つの動きの、別様の現れ方にすぎないと考えています。だからいわゆる「躁鬱混合状態」も、実は「混合状態」ではなくて、躁はすべて鬱だし鬱はすべて躁である、と言える一面があるのではないかと思っているわけです。私なんかが若かったころ、まだ現在いわれているような「抗躁剤」がなかった時代には、躁状態の患者にかなり大量の抗鬱剤を注射すると、即効的に躁を押さえたり、鬱に変えたりすることができるという経験を持っていました。現代の精神薬理学の常識からすると、これはまったく矛盾した、逆説的な薬の使い方ですけれども、そういう発想をする精神科医がまったくいなくなってしまったというのも、現代の精神医学の貧困化を物語っているような気がしてなりません。

私に言わせれば、気分の落ち込みや発揚、鬱や躁というのはあくまで表面的な、症状レベルの出来事であって、そのレベルの底にこそ、「双極性躁鬱病」と呼ばれている病像の基本的な病理がある、そして、鬱を引き出す病理と躁を引き出す病理は「反対」なのではなくて原理的に「異質」なので、それが継時的に表に出て躁と鬱の病相を形成するだけでなく、両方が同時に現れて躁鬱混合状態の外見をとったとしても全然不思議ではない、ということになります。

第五回　ポスト・フェストゥムの精神病理

症状論的エポケー

前回から「内因性鬱病」のお話をしています。今日はその続きです。前回、最近しきりに増加したと言われている「鬱病」というのは、実は「鬱症状」のことであって、昔から「内因性鬱病」という名前で呼ばれて精神病理学的な研究の対象になっていた病態は、増えているどころか、むしろ減少しているのではないか、それが私の率直な感想だ、というようなことを申し上げたと思います。

重要なことですから何回も同じことを言いますが、人間学的あるいは現象学的な精神病理学の立場から見ると、症状と病気とは全然違ったものなのです。完全に別のカテゴリー次元に属するものなのです。これは、二つの意味でそういうことができます。

まず、これも何回も申しましたけれども、症状というのは病気にかかった生体が、その病気に抵抗して身を守ろうとする自己防衛反応であることが多い、という意味でそういえます。風邪というウィルス感染に対する免疫反応としての風邪の症状のことをお話ししましたが、統合失調症の人が周囲の人に対して被害的な態度を示す幻覚・妄想症状にも、相手に対して心を閉ざす自閉症状にも、間違いなくそういった自己防衛的な意味がありますし、鬱病者の気分の落ち込みでも、やはり同じような解釈ができるだろうと思います。私は以前、自分の診察していた統合失調症の若い患者さんが、症状が取れたとたんに自殺されてしまったという苦い経験をしたことがありますが、この経験から、十全な治療関係を確立する前に症状だけを治療するのは、ときとして非常に危険なことだという教訓を得たように思っています[1]。

二つ目は、もっと理論的・哲学的な意味です。症状というものは、それが表に現れていることによって、その背後にある病気の存在を指し示しています。症状は、病気の「徴候」であり「記号」なのです。症状の意味が病気だ、という言い方ができるかも知れません。言葉と、それが記号として指示している対象、言語学的な言い方をするとシニフィアンとシニフィエが別のカテゴリー次元に属しているように、症状と病気とは存在の次元が違います。症状というのは、生体が、自分の現在生きている生き方を自分自身や他人に知らせるために発信している言葉だといってもよいでしょう。

もちろん、統合失調症という病気のほとんどは統合失調症特有の症状を発信しますし、鬱病のほとんどは鬱の症状を発信します。しかし、今回の講座では詳しくお話しできませんけれども、人間学的・現象学的に見ると間違いなく統合失調症なのに、症状だけを見ると鬱病あるいは躁鬱病そのものだといわざるをえない病像もありますし、対人恐怖症、強迫症、あるいは離人症といった、通常は「神経症」として理解されている症状だけしか出さない統合失調症も、けっして少なくありません。

鬱病のほうでいいますと、実は鬱病なのに、気分の落ち込みがほとんど前面に出ないで、そのかわりにさまざまな身体症状だけが現れて、だから患者さんは精神科を受診しないで内科などの医者に診てもらうといったケースが少なくありません。前回、風邪と鬱病の関係のことをすこしお話ししましたが、それ以外にも自律神経症状や全身のいわゆる「不定愁訴」、あるいは腰痛や神経痛などの痛み、そういった症状が表に出て、肝心の鬱症状は気づかれない、いわゆる「仮面鬱病」は結構たくさんありますし、一部では真剣に議論もされてきました。

人間学的・現象学的な精神病理学で大切なのは、患者と呼ばれている人がどんな生き方、どんな在り方をしているか、またそれを当事者本人が直接にどう感じ取っているかであって、他人の目に、あるいは当事者が自分を対象化して「外から」みた目に見えてくるその「現れ」、つまり症状ではありません。症状はあくまで、そこでなにが本源的に生起しているかを、間接的に表示する徴表にすぎないのです。

それで私は以前から、現象学的精神病理学は、経験的な目に見えている症状についてあれこれ判断したり解釈したりすることを中止して、それに現象学のいう「判断停止」つまり「エポケー」を行って、その向こう側にある本源的で超越論的な出来事を、もうひとつの目でもって見て取る

1　木村敏（1972）「メメント・モリ」（『分裂病の現象学』弘文堂、一九七五年、所収）。

必要がある、と考えてきました。そしてこの態度を、「症状論的エポケー」と呼んできました。これは、症状を無視したり軽視したりするということではありません。ある人のどのような超越論的な在り方から、かくかくしかじかの症状が構成されてくるのかを見て取るために、すでに構成ずみの症状はひとまずカッコに入れて棚上げにしておく、ということなのです。

メランコリー親和型の在り方

前回お話ししましたように、テレンバハというドイツの精神病理学者は、症状としての抑鬱とはカテゴリー次元の異なる、病気としての単極性内因性の鬱病を「メランコリー」と名づけて、その人間学的な成因論を探究しました。テレンバハによると「内因性」endogenというのは、人間存在の内面的な「自然」としてのエンドンが、周囲の世界の特定の状況に反応して、特定の方向に向かって変化することで発生する、という意味でした。

内因性の精神病には、メランコリー以外にも、双極性躁鬱病、統合失調症、パラノイア、非定型精神病（混合精神病）、それに少し変わったところでは真性・本態性の癲癇（てんかん）など、いろいろなものがあります。そしてこれらはそれぞれ、特有の症状や経過によって病名がつけられてきたわけですが、これに「症状論的エポケー」を行って、症状ではなくエンドンの動きの特性で整理しなおしてみると、精神医学全体がかなりこれまでとは違った「景色」に見えてきます。今回と次回のお話では、そのことが中心になるはずです。

その導入として、前回に引き続いてメランコリー者に特徴的なエンドンの特性についての話から始めます。

メランコリーに罹りやすいタイプのエンドンを備えた人、そういう人の性格のことを、テレンバハが「メランコリー親和型」Typus melancholicus と名づけたことは、前回申しました。このタイプの人の特徴は秩序への過度の愛好性、几帳面さで、自分のあるべき在り方として「役割同一性」（クラウス）を大切にするものですから、自分の果たすべき役割を十分に果たしているかどうかに神経を集中して生活しています。そして、この要求水準がすこしでも充たされないと、テレンバハが「レマネンツ」と呼んだ「自分自身の背後に取り残された」状態に陥って、この「負い目」が「罪」として重くのしかかり、その人のエンドンを動かして「内因・状況因」的なメランコリーを発病することになるわけです。

こうした構図をよく見てみると、そこからは第三回で統合失調症の時間病理としてお話ししました「アンテ・フェストゥム」（「祭りの前」、祝祭待望的な意識）とちょうど対称的な、「ポスト・フェストゥム」（「祭りの後」、「後の祭り」「取り返しがつかない」意識）という標語でうまく表現できるような時間性の病理が浮かび上がってきます。そのときにも申しましたように、もともとこの「ポスト・フェストゥム」というのは、保守的なブルジョワジー、有産階級が改革を恐れてひたすら現状の社会秩序の維持を求める意識を社会学者のルカーチがそう名づけて、急進的なプロレタリアートが革命を希求する「アンテ・フェストゥム」意識と対比した概念ですから、ひたすら未来での自己実現を求める若い統合失調症患者に対して、人生の秩序維持に最大の努力を払う中年以後のメランコリー患者の生き方を形容するにはうってつけだと思われるわけです。

いま、年齢のことが出てきましたので、ちょっと付け加えておきたいことがあります。

統合失調症の発症年齢が思春期、青年期だということは、もうお話ししました。しかし、発症後の統合失調症患者は、それなりに年をとるわけです。年をとるにつれて、若かったときに大問題だった自己実現、自己と他者の主導権争い、そういった問題はだんだん意識の中心から姿を消して、もっと現実的で現世的な生き方のほうが大切になってくる、そんな統合失調症患者も確かにいます。昔から統合失調症の「晩期寛解」、つまり年をとると病状が軽くなる事例のことが語られてきました。そういう事例は間違いなくありますし、なかにはごく稀ですが、完全に治癒してしまう「自然治癒例」もあります。私は、統合失調症というのは治療によって治すことは非常に難しいけれども、自然治癒ならありうると確信しています。しかし、残念ながら大多数の統合失調症患者は、年をとってからも、「見果てぬ夢」というのでしょうか、若いときの自己実現の夢を捨てることができないでいます。年齢相応に「年をとる」ことができない、これも統合失調症の時間病理のひとつだと言ってもよいでしょう。

メランコリーのほうはどうかと言いますと、これはもう間違いなく中年以降の病気です。昔から「退行期鬱病」「更年期鬱病」「初老期鬱病」などと呼ばれていた病理が、ほぼそっくり含まれます。家庭や社会での自己の役割同一性が確立し、自分のするべき仕事が定まって、それを着実に果たして行きさえすれば安全な生活が保持できる、そういう年齢に達した人が、予期せぬ秩序変動に直面して陥る病態なのですから。

異性関係という切り口で切ってみても、面白い対比がえられます。統合失調症の発病状況には、親からの独立と並んでもうひとつ、異性との、もちろん結婚前の、関係の樹立という大きな問題がありました。発症してしまったあとでも、統合失調症の患者は恋愛感情に非常に弱い。せっかく病状が安定しているのに、だれか異性を好きになったというだけで、たちまち悪化して逆戻りということになりやすいのです。

これに対して、メランコリーの発病で問題になってくるのは、まず例外なく夫婦関係です。それぞれが個人の感情よりも「家庭」という場での役割アイデンティティに沿った行動が期待される、そういう夫婦間の役割関係にまつわる問題が、メランコリーの発病状況にはよく見られます。夫として、妻として、自分のなすべき義務を果たしているかどうか、それがメランコリー親和型の人にとってはなによりも重大な関心事になります。最近増加していると言われる若い「鬱病」患者が、自己本位というか、他人のための自分よりも自分のための自分を中心において行動するのと、メランコリー親和型の人の他人に対する義務感とは、非常に異質なものです。

そんなわけで、メランコリーというのは、だいたいは中年以降の病気です。私は、四十歳というのがひとつ境目になると考えています。もっと若い人も絶無ではありませんが、四十歳ぐらいから急に増え始めます。五十歳ぐらいになると一番多くなる。もちろん、統合失調症が思春期、青年期に発症するというのに比べると、それほど際立ったピークはありません。六十歳、七十歳になってから初発する老年性のメランコリーもあります。さっき申したように、以前はこの内因性メランコリーのことを「初老期鬱病」と呼んでいました。最近の高齢化の時代では、「初老期」というとかなり高い年齢を想像なさるでしょうが、昔は五十歳というのは立派な初老期でした。

内因性鬱病の三大妄想主題

「ポスト・フェストゥム」の話に戻ります。

まず、内因性鬱病特有の妄想の話です。「妄想」Wahnというと、すぐに統合失調症を連想される方もおられるかも知れませんが、それは病気よりも症状にとらわれた間違った見方です。妄想は、抑鬱的な気分と同様、どんな精神障碍にも――内因性の精神病だけでなく外因性、つまり身体因性の病像にも、ときには心因性の障碍にも――出現しうる、完全に「疾患非特異的」な症状に過ぎません。

そうはいっても、内因性鬱病には内因性鬱病にかなり特異的な、他の精神障碍には出現しにくい、いくつかの種類の妄想があることも確かです。

その筆頭にあげなくてはならないのは「罪責妄想」Schuldwahnでしょう。自分は罪深い、悪い人間だ、果たすべき義務をきちんと果たしてこなかった、家族や職場の人たちに迷惑ばかりかけてきた、死んでお詫びをする以外に償いようがない、そういう罪の意識が妄想的な確信にまで達して、周囲からの説得をいっさい受け入れようとしません。この「罪」あるいは「罪責」Schuldというのは、前回もお話ししたように、元来は借金を返しきっていない「負債」を意味していて、そこから相手に対する心情的な「負い目」、取り返しのつかない「未済」の意味も出てきたわけです。日本語で「すみません」という謝罪の言葉にも、同じような意味あいがあるのだろうと思います。

だからそれは、義務の履行不履行と関係のない、倫理的・宗教的な意味での「悪」と結びついた、そんな深い次元での「罪」のことではありません。この倫理的・宗教的な罪のことは、ドイツ語ではSündeといって、精神医学には、それが妄想内容になる「罪業妄想」Sündenwahnという言葉もあります。世界大戦が起こったのは自分の責任だとか、自分がいるから世の中に罪がはびこっているのだとか、そういういわば超越的な内容の妄想で、これはメランコリーの症状として出てくることもありますけれども、それよりもやはり統合失調症の症状となることが多いでしょう。内因性鬱病に特徴的な罪責妄想は、取り返しのつかない未済を内容とした、「負い目」の体験を内容としています。

罪責という妄想主題と並んで、内因性メランコリー特有といっていい妄想主題が、あと二つあります。その一つは、自分は財産をすっかり無くしてしまった、もう生活して行けない、一家心中する以外ない、という「貧困妄想」ですし、もう一つは、不治の病にかかってしまった、医学の力ではどうにもならない、このまま死を待つより仕方がないという「心気妄想」です。この「心気」Hypochondrie というのも、精神医学特有のわけのわからない言葉の一つですが、自分の健康や体調に過度にこだわって「病気探し」ばかりに明け暮れ、医者の説得にはまるで耳を傾けない心理状態を指しています。もっと簡単に「病気妄想」とか「疾患妄想」とか呼んだほうがいいのだろうと思います。

さてこの三つの妄想主題、罪責と貧困と病気の三つを並べてみますと、ひとつ思い浮かぶことがあります。それは、私たちがこの世界の中で無事に生きて行くためには、最低限三つの条件が必要で、それは（1）心身が健康であること、（2）食べて行けるだけの資金があること、（3）周囲の人たちに受け入れられていること、の三つだということです。それ以外のことは、いってみれば贅沢というものでしょう。この三つがそれぞれ取り返しのつかないかたちで不可能になったという妄想が、病気妄想であり貧困妄想であり、罪責妄想であるわけです。

この「取り返しのつかない」という一点が、内因性鬱病の、つまりメランコリーの、決定的な標識になっています。貧困妄想にしても病気妄想にしても、「自分の責任で」とか「自分の不注意のために」とかいう言葉を補ってやると、たちまち「取り返しのつかない失敗」という意味を帯びてきて、罪責主題のヴァリエーションと見なしてもよいかたちをとってきます。

そんなわけで、テレンバハも彼のメランコリー論を、徹底して罪責主題についての議論に当てています。彼のメランコリー論は、とりもなおさず罪責論だといっても差し支えありません。それを如実に物語っているのが、次のような彼の言葉です。

《メランコリーが［その症状として］罪 Schuld のテーマを「作り出す」arbeiten だけだというのは正しくない。むしろ、罪のテーマがメランコリーを「手に入れる」erarbeiten のである》。[2]

そんなわけで、前回にもお話しした「レマネンツ」、つまりメランコリー親和型の人が「自分自身の背後に取り残され」て、回復不可能な「負い目」の状況を作り出しているとテレンバハが言い、私が「ポスト・フェストゥム」と呼ぶことにした事態が、メランコリーと呼ばれる内因性鬱病の決定的に重要な標識になっていることを、おわかりいただけるのではないかと思います。

これまでにも申したように、この「ポスト・フェストゥム」という用語は、社会秩序の変革をおそれるブルジョワジーの意識としてルカーチによって導入されたものなのですが、メランコリーの場合にはこの秩序変革がすでに起こってしまっているわけですから、「後の祭り」とか「事後的」とかを指すこの原語の意味を考えると、ルカーチの用法以上に適切だと言えるかもしれません。

内因状況反応としてのパラノイア

ところで、「症状論的エポケー」をおこなって症状と病気を分離し、従来の症状論的な疾患分類を廃止して、患者の人間としての生き方に焦点を合わせた人間学的・現象学的な「分類」――

2　テレンバッハ『メランコリー』邦訳一八二頁。

ただしこれはもう普通の意味での「分類」とは言えませんが――を試みてみると、精神医学の「景色」がすっかり変わる、ということを申しました。その一つの実例を、これからお話ししてみたいと思います。

その実例というのは、「パラノイア」Paranoiaという診断単位のことです。普通だと「パラノイアという病気のこと」ということになるのでしょうが、そんなことを言うと、もう早速、病気と症状の混同という禁を破ってしまうことになります。

手許の精神医学事典に当たってみると、パラノイアは「妄想症」という項目に出てきて、《系統的な妄想形成を主徴とする病態》[3]とあります。「病態」という表現は賢明ですね。しかし、日本を代表するこの精神医学事典でのパラノイアの扱いがもっとも小さな項目になっているのは、一九世紀から二〇世紀にかけてのヨーロッパ、とくにドイツ精神医学でのいわゆる「パラノイア問題」、つまりこの病態の位置づけをめぐってトップクラスの精神医学者たちによって闘わされた壮大きわまりない議論を識るものにとっては、なんとも寂しいかぎりです。

「パラノイア」というのは、語義的には「パラ」つまり異常で偏った「ノイア」つまり「考え」という意味ですから、「妄想症」という訳語はまったく正しいのです。さきほど内因性鬱病の妄想主題のお話のところでも申しましたように、「妄想」と聞けばすぐ統合失調症を連想してしまうわけですけれども、この連想も、ことパラノイアに関してはあながち間違っているとは言い切れません。

というのは、現在「統合失調症」と呼んでいる病態がまだ「早発性痴呆」dementia praecox と呼ばれていた一九世紀後半に、これを「破瓜型」「緊張型」「妄想型」などのいろいろな亜型に分類整理して、現在の精神医学が用いている疾患分類の根幹を作ったエーミール・クレペリン自身が、「妄想型」の早発性痴呆とパラノイアとの違い、とくに長期経過を見ているとパラノイアには早発性痴呆特有の人格水準の低下が認められないことを挙げて、この両者の類似と相違について論じたりしているからです。そもそもこの「妄想型」paranoid という形容詞自体が、「パラノイア風」「パラノイアもどき」とでも言うような意味なので、この亜型を設定したときにパラノイアという病態が念頭にあったことは間違いありません。そしてその後クレペリンは、パラノイアと妄想型早発性痴呆との中間に「パラフレニー」Paraphrenie という独立した病名を提案したりもしています。

ドイツでの「パラノイア問題」を大きく前進させた出来事として特筆しておかねばならないのは、クレペリンの門下でチューービンゲン大学の教授となり、いわゆるチューービンゲン学派の鼻祖となったガウプが、迫害妄想から大量殺人を犯した「教頭ヴァーグナー」の有名な症例[4]を発表したこと、またガウプの跡を継いでチューービンゲン学派の中心となったクレチュマーが、性格に内

3 『新版精神医学事典』弘文堂、一九九三年の「妄想症」の項（執筆者は宇野昌人）。
4 ガウプ「教頭ワーグナーの症例」宮本忠雄・平山正美訳『精神医学』二三巻、一九八一年、六一一～六二四頁。

在する葛藤に直接に触れるような体験が妄想を触発する「敏感関係妄想」についての有名な著書[5]を発表したことなどでしょう。

しかし、それについてお話ししていると、時間がいくらあっても足りません。一言だけ申しておきますと、テレンバハがメランコリーの性格・状況因論を構想していたときに、このクレチュマーの「敏感関係妄想」研究が一つの大きな導きの糸になっていたことは間違いありません。性格に内在する問題点が状況についての体験によって触発される、この「内因状況反応性」あるいは「エンドン・コスモス因性」こそ、パラノイア概念とメランコリー概念を結ぶ大きな橋になっていると思われます。

パラノイアと統合失調症

いまも申したとおり、パラノイアと統合失調症に共通する症状は妄想 Wahn です。つまり周囲の人たちが事実と認めている事態とは違って、患者だけが事実だと思い込んでいる事態についての確信です。周囲と違った事実確認をしているというのは、とりわけ理性あるいはロゴスの勝った西洋諸国では、「狂気」Wahnsinn の最大の特徴として健常者の社会から排除される標識になっていただろうと思われます。妄想を抱いているというそのことだけで、パラノイアと統合失調症が同じカテゴリーに入れられたとしても、不思議なことではありません。

この点で、ロゴスよりも感性あるいはパトスのほうが重んじられてきた日本のような文化では、すこし事情が違うのではないかと思われてなりません。日本語で「狂気」、「気が違う」と言った場合、そこでまず考えられているのは、けっしてまずもって「間違った確信」としての妄想のことではありません。むしろそれは「気」が、つまり「空気」が合わないということ、感情の疎通がうまく行かないということではないかと思います。二回目の講義のときでしたか、統合失調症の「感覚診断」のお話をしましたが、ああいった現象学的・人間学的な精神病理学が日本でとくに人気があるのは、それなりにちゃんとした理由があってのことだろうと思います。私たちも、この日本的な感性を大事にしたいと考えています。

ロゴスよりもパトス、合理的思考よりも自己と他者との間主観的・気分的な疎通に重点を置いて見ると、パラノイアと統合失調症は共通点よりも相違点のほうが目についてきます。

まず、三回目の講義のときに申しました統合失調症独特の「自他の逆対応」、つまり「自己」と「他者」の間で健常者の日常的な経験ではかならず成立している「パターン」の逆転ということが、パラノイアの場合には見られません。つまり、健常な日常経験では、自己の自己性というのはそれ自体が自ずと成立している直接的な経験であって、他者の他者性を否定することによってはじめて推論できるようなものではないのですが、統合失調症の患者ではこの関係が逆転していて、自己は他者を否定することによって自己とならなければならない、全体が他性を帯びてい

5 クレッチマー『敏感関係妄想』切替辰哉訳、文光堂、一九六一年。

る世界の中で、自己の個別性を必死に護らなければならないわけです。

ところがパラノイアの世界ということになると、これはもう全面的に自性を帯びてしまっている。他者といってもすべて、自分にとっての敵か味方かでしかないわけです。ガウプの症例ヴァーグナーのように、村中の人が自分を迫害している、だからそれは皆殺しにしなければならない、ということになります。あるいは自分の妻が日常的に口にしている言葉の一つひとつが、彼女の身振り手振りのいっさいが、自分に対する裏切りを、姦通の秘密を物語っている、ということになります。自分の見たり聞いたりしている世界がすべてであって、その背後に自分と関係のない他者固有の世界があるかもしれないというようなことを、パラノイア患者はまるで考えません。だから、統合失調症の妄想によく出てくる「宇宙人」とか「秘密結社」とかは、パラノイアではまず絶対に出てきません。パラノイア患者の妄想に出てくる他者は、原則として患者の身の回りに実在する、具体的で個別的な人物ばかりです。

このことと密接に関係していると思われる興味深い事実があります。パラノイアの迫害妄想では、たとえば誰かが、誰かといってももちろん特定の人物ですが、その人が自分を殺そうとして水道水に毒を入れているという確信を持ったとします。そうすると患者は、自宅の水道水を保健所とかへ持っていって、分析を依頼します。あるいは妻の姦通を疑って、毎日自宅のあちこちの写真を撮り、前日の写真と比較して、そのちょっとした変化を証拠として持ち出したりします。そこまでしない場合でも、とにかくパラノイア患者は自分の妄想の客観的な証明ということにこだわります。

統合失調症の患者には、そういった行動はほとんど見られません。自分が周囲の人たちから、あるいは秘密結社から狙われているというのは、証明などまるで必要としない自明な事実なのです。それは、一プラス一は二になるという以上の、一は一にひとしいという公理にも匹敵する明証性を持っています。それは、統合失調症の患者にとって、世界は全体として迫害者という意味を帯びてしまっていて、患者はその中でしか自己を見出すことができないからです。

同じことをこんなふうに表現してもいいでしょう。自己というものを国家にたとえるとします。国家が存立の危機に瀕するのには二つのかたちがあります。そのひとつは戦争で、周囲の国が「外敵」として外から攻めてくる場合です。戦争に負けないかぎり、その国の主権がおかされることはありません。もうひとつはクーデターです。これは、政情不安定な国家の中心部に、現在の政権にとっては他者と化した勢力が姿を現して、主権を簒奪しようとするものです。これがそれぞれ、パラノイアと統合失調症の迫害妄想における他者の出現の仕方をイメージしたものであることは、よくおわかりのことと思います。

パラノイアのポスト・フェストゥム性

統合失調症では自己の「体制」が内部的に固まっていないので、クーデター的な主権つまり主体性の転覆が起こりやすいのに対して、パラノイア患者は自己主体の体制がかたちとしてはしっかりしていて、むしろしっかりしすぎていて、いつも外部の他者に対して自己の正当性を主張しつづけています。

私たちは統合失調症の病理の時間論的な様態として、現状を打破してつねに改革を求め、それぞれの瞬間に、仮想的ではあれ理想的な自己の実現を求めつづける「アンテ・フェストゥム」的な、祝祭先取的な生き方を見出しました。これに対して内因性メランコリーに親和的な人の生き方は、自分が秩序愛好的に同一化している社会体制の内部で、自分が選び取った役割アイデンティティを忠実に果たして行くという、保守的・守旧的で、取り返しのつかない変革を忌避する、「ポスト・フェストゥム」的な時間様態に貫かれていました。この二つの人間学的・現象学的な存在様態を対比してみると、パラノイア患者の生き方が、妄想という主要症状を統合失調症と共有しているにもかかわらず、疑問の余地なくメランコリー寄りのポスト・フェストゥム型であることをおわかりいただけると思います。

つまり、統合失調症の妄想は、以前にも紹介した中井久夫さんの言葉を借りれば、「かすかな兆候から一つの、ときには非現実的な全体を憶測する」という仕方で、未来先取的、アンテ・フェストゥム的なのですが、パラノイアの妄想は、未来よりも過去の「事実」に固執します。だから先ほども言いましたように「動かぬ証拠」を求めます。だれかが自分の権利を侵害した、といって執拗に告訴を繰り返す「好訴妄想」や、自分の妻が浮気をしたと思い込む「嫉妬妄想」は、迫害妄想と並んでパラノイアによく出てくる妄想ですけれども、いずれも患者が妄想的に思い込んだ過去の事実についての強い確信に裏付けられています。事実としてはもう済んでしまって取り消すことのできない、「後の祭り」になってしまっている事態を妄想するという意味で、パラノイアの妄想は過去固執的でポスト・フェストゥム的なのです。

病前の生き方を見ても、パラノイア患者は例外なく、堅実で実務的な社会人です。非常に自己中心的ではありますけれども、そしてその点ではメランコリー患者と異なっているようにも思われますけれども、対物的、対人的な秩序にはやはり非常にこだわります。実務的な社会人であるということ、これは統合失調症者の病前の生き方とは対照的です。「パラノイア」を無理に漢字に訳した言葉が「偏執狂」であることも、なるほどと思われます。

統合失調症者の場合には、他人というものは自分の生きていかなくてはならない世界で自分の主導権を危うくするような、ことによるとその世界そのものになってしまうような、そんな「力」を体現していて、自己はそんな他者の力に支配された自分自身の世界から逃げるという仕方でしか、自己を確保することができません。これに対してパラノイア患者の場合には、世界はまず完全に自己が営々と築きあげた世界です。他者はその世界の外部から、隙あらばその不完全さを暴いて、自己のその世界についての所有権を侵害しようとする競争相手となります。

統合失調症とパラノイアを比較するときに思い出されるのは、もう三十年近くも前のことになるでしょうか、私が現在も親しくしている浅田彰さんという評論家、当時は理論経済学を専攻しておられましたが、ニュー・アカデミズムの急先鋒として一世を風靡していた弱冠二十台の青年が、ドゥルーズ=ガタリの反精神医学的な著書『アンチ・オイディプス——資本主義と分裂症』[6]に触発されたかたちで、『逃走論——スキゾ・キッズの冒険』[7]というベストセラーを書き、「スキゾ人間」と「パラノ人間」という、その年の流行語にも選ばれた一対の概念を提出したことです。

ここで「スキゾ」というのは当時「分裂病」「分裂症」と言っていた統合失調症 Schizophrenie のことで、「パラノ」というのは「パラノイア」の意味であることは、言うまでもないでしょう。

浅田さんはもちろん精神医学の経験はもっていないし、彼の参照したドゥルーズ=ガタリの『アンチ・オイディプス』に書かれている統合失調症やパラノイアも、臨床抜きの文献的な記述に終始していますから、臨床をベースにして考える私なんかの立場からいうと、とくに統合失調症の捉え方にずいぶん違和感があるのを隠すことができないのですが、それでもやっぱり浅田彰氏の理解力と感性は見事なもので、いま読みなおしてみても教えられることがたくさんあります。

《ここでまず思い起こされるのが、人間にはパラノ型とスキゾ型の二つがある、という最近の説だ。パラノってのは偏執型(パラノイア)のことで、過去のすべてを積分=統合化(インテグレート)して背負ってるようなのをいう。たとえば、十億円もってる吝嗇家が、あと十万、あと五万、と血眼になってるみたいな、ね。それに対し、スキゾってのは、分裂型(スキゾフレニー)で、そのつど時点ゼロで微分=差異化(ディファレンシエート)してるようなのを言う。つねに「今」の状況を鋭敏に探りながら一瞬一瞬にすべてを賭けるギャンブラーなんかが、その典型だ》(文庫版一〇頁)。

「スキゾ型」の人間を「ギャンブラー」に喩えているのはいただけないですけれども(ギャン

ブルはむしろ次回にお話しする「イントラ・フェストゥム」の最大の特徴の一つです）、ギャンブルがパラノイアから無限に遠いことだけは事実でしょう。

従来の精神医学はこういった人間存在の基礎構造をまったく無視して、「妄想」とか「抑鬱」とかの症状面だけで疾病分類を組み立ててきました。そしてそれに輪をかけて、ＤＳＭとかＩＣＤとかの操作的診断の分類が、人間不在の精神医学体系を確立しようとしています。私の「症状論的エポケー」は、それに対する抵抗に他なりません。

6 Ｇ・ドゥルーズ＋Ｆ・ガタリ『アンチ・オイディプス――資本主義と分裂症』文庫版上下、宇野邦一訳、河出書房新社、二〇〇六年、原書は G. Deleuze / F. Guattari: L'Anti-Oedipe. Capitalisme et schizophrénie. Editions de Minuit, 1972 最初の邦訳は市倉宏祐訳、河出書房新社、一九八六年。

7 浅田彰『逃走論――スキゾ・キッズの冒険』筑摩書房、一九八四年、ちくま文庫、一九八六年。

第六回

イントラ・フェストゥムの精神病理

単極性鬱病と双極性躁鬱病

精神の病理のことをいろいろ考えておりますと、正常な論理といいますか、私たちごく普通の「常識」を持った健常者が、普通の日常生活の中でものを考えるときに使うありきたりの論理構造では、とうてい考えられないような、そんな背理的な事実がいっぱい出てきます。そういう事実に直面したときに、不可解とか不思議とかですませてしまわないで、その「正常な論理」それ自体を根本から見直してみる、精神の病理という極限状態で起こる事態には、健常者の論理で処理しきれないものがいくらでもあるということから、逆にこの「健常者」の論理のほうを、限られた特殊な状況を共有している人たちのあいだでの約束事にすぎないのではないかと疑ってみる、そういうことから人間学的・現象学的な精神病理学への道が開けてきます。私自身が一生をかけてやってきたことも、煎じ詰めればその一事につきると言ってもよろしいでしょう。

内因性鬱病あるいはメランコリーのお話をしましたときに、この病気の人がときどき示すことのある躁状態、つまりハイ・テンションの発揚状態は、けっして単に鬱的な落ち込みの反対というだけは済まない、本当は鬱になってもいいはずの事態におかれたときに躁になる人がいたり、

「躁鬱混合状態」という、普通の言葉では説明しにくい事態がしょっちゅうあったり、あるいは、鬱の薬であるはずの抗鬱剤が躁状態にも効いたり、そういう「正常」な論理に反する関係が躁と鬱のあいだにはある、ということをお話ししました。

しかし、もちろん内因性鬱病の人すべてがはっきりした躁状態を併発するわけではありません。鬱だけで経過して躁のほとんど見られない「単極性」の鬱病のほうが、数の上では多数派だと言ってよいでしょう。だからテレンバハが「メランコリー」についての著書を最初に執筆したときには、彼はこれを「単極性内因性鬱病」のこととして考えていたのです。ところが次第に、これを単極性鬱病だけに限らないほうがいいという事実に気がついて、テレンバハも後の版でははっきりと双極性の躁鬱病も含めて議論をするようになりました。

単極性の鬱病と双極性の躁鬱病との関係についての議論は、しかしテレンバハだけが遭遇した問題ではありません。精神医学の疾患体系の基礎を確立したクレペリンがすでに、最初は「初老期鬱病」、つまりテレンバハが「メランコリー」と呼んだ単極性の鬱病と、はっきり双極性の経過をとる躁鬱病とを別の病気だと考えていたのに、晩年にはこれを同じ病気の別々の表現様態と見なすようになっていました。その後も主としてドイツ語圏の精神医学において、単極性の鬱病と双極性の躁鬱病が同じ病気なのか別の病気なのかについての議論は続いていました。

そういった議論の中で取り出されてきた両者の臨床的な相違点をまとめると、だいたい次のようになります。

(1) 遺伝傾向は双極性躁鬱病のほうが単極性鬱病よりも高い。
(2) 双極性躁鬱病患者の病前性格には、積極的、開放的、熱中しやすいといった陽性の特徴がよく見られるのに対して、単極性鬱病の人は一般に消極的で中庸と慎重さを好みやすい。
(3) 双極性躁鬱病の発病に際しては、心理的負担のほかに、月経や出産、過労、季節の影響といった生物学的な条件が誘因として作用することが多い。これに対して単極性鬱病は、ほとんどの場合なんらかの心理的状況が主な誘因となる。
(4) 双極性躁鬱病の病像のほうが単極性鬱病より多彩で、病像の変化も速い。
(5) 双極性躁鬱病のほうが単極性鬱病より再発しやすい。
(6) 単極性鬱病が何回も再発を繰り返すと、躁病像が出現してきて、双極性に移行する傾向があるが、その逆の移行はない。
(7) 単極性の（鬱を伴わない）躁病は、おそらく存在しない。

これは人間学的あるいは現象学的な観点とは無関係な、むしろ古典的な精神医学の立場から出された観察なのですけれども、それだけになおさら、私たちの現象学的な思索に対して大きな示唆を与えてくれます。

私たちはこれまで単極性鬱病の精神病理を、テレンバハのメランコリー論を指針にして、保守的・秩序愛好的で「取り返しのつかない」事態を避けようとする「ポスト・フェストゥム」的な時間体制という観点から考察し、これを統合失調症の人が現状を否定して自己実現を求める「アンテ・フェストゥム」的な時間の生き方と対比させてきました。

そこでいま、単極性鬱病にしばしば混入して躁状態を引き起こし、病像を双極性のものにする要因についても、それと同じ見方で考えてみることはできないでしょうか。つまり、人間が時間を生きる生き方のひとつとしてこの要因を特定することはできないでしょうか。「ポスト・フェストゥム」は字義通りには「祭りの後」を意味するラテン語で、「アンテ・フェストゥム」は同じく「祭りの前」を意味するラテン語です。これはそれぞれ「祭り」というものを過去と未来に置いた表現ですね。これに対して、「祭り」そのものを現在において、「祭りの最中」を意味するような表現はないものでしょうか。「ポスト・フェストゥム」も「アンテ・フェストゥム」も、それぞれ「事後的」および「事前的」という語義で現代の西洋各国語の辞書にも登録されている由緒正しい言葉ですが、これと同じ趣旨で「祭りの最中」をラテン語で表現してみると、それはどうやら「イントラ・フェストゥム」intra festum という言葉になるようです。西洋のどんな辞書にも載っていない新語を日本人である私が造り出すなどということはおこがましいかぎりなのですが、新しい思想を盛るためには新しい器が必要だと考えれば、許されないことではないでしょう。

躁病の祝祭性

統合失調症のお話をした第二章と第三章で、ルートヴィヒ・ビンスヴァンガーというスイスの精神病理学者の名前が出てきました。この人は最初フロイトの門下として出発し、やがてフッサールの現象学を勉強し、その後、ハイデガーが一九二七年に著した『存在と時間』を読んで、「世界内存在」としての「現存在」という考えにすっかり傾倒し、「現存在分析」という学派を興した人です。私は、ビンスヴァンガーが一九五七年にまとめた『精神分裂病』という本を日本語に訳することで自分の精神病理学者としての人生を始めたものですから、ことに統合失調症論では彼の影響を大きく受けています。

ところが、このビンスヴァンガーが彼自身の現存在分析の仕事を最初に始めたのは、統合失調症論であるよりも前に躁病論でした。彼は、一九三一年から三二年にかけて専門誌に連載した六編の論文をまとめて、三三年に『観念奔逸について』[1]という著書を出版しています。そして、躁病者の世界の時間性は、他者との「生きられる共時性」としての「同調性」を特徴とし、「現在」の一点に収斂している、現在的な運動の範例としての舞踏がそうであるように、重力の克服という没我的・垂直的な体験方向が、躁病者の人間学的構造においては中心的な役割を演じる、これは「祝祭性」Festlichkeit の構造といってよい、と書いています。この「瞬間性」という垂直の時

1 L. Binswanger: Über Ideenflucht. Orell Füssli; Zürich 1933.

間性では、労働、道徳、製作などが占める持続とはまったく異質で、「祝祭的な現存在の喜び」のみに特有の飛躍と渦巻きが認められ、患者は純粋な現在に生きていて、何ごとも未来として自らへと到来させず、何ごとも過去として過ぎ去らせない、つまりここでは時間は「時熟」することがない、とビンスヴァンガーは言います。

しかしこの「祝祭性」は、ひたすら喜ばしく他人と同調的であるだけではありません。躁病者の中には、すぐに他人に対して怒りをぶつけるタイプの人も少なくありません。ビンスヴァンガーは、それは祝祭の宴にのこのこ入ってきて興を殺ぐ侵入者が怒鳴りつけられて放り出されるのと同じことだ、といっているのですが、どうもそれだけではないのかもしれません。

それに関連してすこし興味があるのは、テレンバハのメランコリー論が発表されたとき、日本ではそれが直ちに受け入れられて、「メランコリー親和型」の性格類型というものがすぐに取り入れられたわけですが、その背景には、それが日本の下田光造[2]の提唱していた「執着性格」とよく似ているということがありました。この下田の理論はその後ドイツにも紹介され、テレンバハも『メランコリー』の二版以降、その紹介にかなりのページ数を割いています。ところが、テレンバハの「メランコリー親和型」と下田の「執着性格」とのあいだには無視しえない違いがあるのです。下田はこう書いています。

《此(この)異常気質に基づく性格標識としては、仕事に熱心、凝り性、徹底的、正直、規帳面、強い正義感や義務責任感、胡麻化(ごまか)しやズボラが出来ない等で、従って他［人］から確実人として信頼され、模範青年、模範社員、模範軍人等と賞められて居る種の人である。［……］併しその強い正義感責任感が他［人］の義務責任、自己の権利といった方向に向かう場合には甚だ厄介な人物ともなり得る。所謂紛争者には此性格者が多い》（ルビと［］は引用者）。

ご覧の通り、この記述の前半はテレンバハの「メランコリー親和型」とそっくりです。違うのは［……］から後の部分。メランコリー親和型の人が「甚だ厄介な人物」や「紛争者」になることはまず絶対にありえません。テレンバハはむしろ、メランコリー親和型の人は自分が引き下がることで紛争を避けたがる、と言っています。

この違いがどこから出てきたかを考えてみると、テレンバハが「メランコリー」と呼んだのはそのほとんどが単極性の鬱病だったのに対して、下田が扱ったのは、この論文の標題を見てもわかるように双極性の躁鬱病だったことが考えられます。

さらに、これに関連して注目しておきたいことがあります。先週、メランコリーと共通のポスト・フェストゥム性をもつ妄想疾患であるパラノイアのお話をしました。このパラノイアの患者こそ、「その強い正義感責任感が他の義務責任、自己の権利といった方向に向かう場合に甚だ厄介な人物ともなり得る」という下田の記載にぴったりの行動を示すということです。単極性鬱病のポスト・フェストゥム性を粉飾して双極性躁鬱病を作り出すのと同じ原理が、つまり躁病像の

2　下田光造「躁鬱病に就て」『米子医学誌』二巻、一九五〇年、一～一二頁。

場合には「祝祭的な現存在の喜び」として顕現する可能性を持つ「イントラ・フェストゥム」の契機が、パラノイアの場合には、妄想形成の活力源としてはたらいているのだと考えてよいのかもしれません。

誰かれなしの一体感と歓喜の高揚で我を忘れる祝祭と、他人を抹殺しようとする激しい攻撃性、これがどうして同じ一つの契機ないし要因として問題になるのか、この謎を解くためには、死についての深い哲学的な洞察がどうしても必要となります。

私たちはこの講座を「生命」についての思索から始めました。そして、個々の個人や生命体が「生きている」生命とは別の次元で、誰のものでもない、いわば「非人称」の「生命」のことを考え、これに山カッコをつけて〈生命〉と表記しておきました。この〈生命〉というのは、古代ギリシア人が個人の個別的身体的な「生命」である「ビオス」と区別して、酒と陶酔の神ディオニューソスに体現させていた根源的生命「ゾーエー」のことにほかならないとも申しました。ディオニューソスというのは、要するに祝祭の神なのです。だから「祝祭」というものは、共同体の祝祭にしても個人の躁的なドンチャン騒ぎにしても、つねにゾーエーの顕現であると解することができます。祝祭や躁的な高揚で自らを祝っているのは、誰のものでもない普遍的根源的なゾーエー的〈生命〉そのものなのです。

しかしこの〈生命〉は、個々のビオス的生命がそこから生まれてきて、そこへ向かって死んで行く場所ですから、普遍的な生命であると同時に、普遍的な、誰のものでもない、非人称の「死の場所」であるとも言えます。祝祭で顕現してくるゾーエー的〈生命〉はまた、根源的な〈死〉でもある、ということになります。

躁病を「祝祭的な現存在の喜び」と表現したビンスヴァンガーは、「躁病者の生の形式について」（一九四五年）という講演[3]の中で、《生が祝祭を挙げるとき、つねに死がその間近に控えている》ということを言っています。

祝祭と死の共属性、太古の昔から世界各地の人間集団が言祝いできた祭祀に、例外なく含まれている生贄（いけにえ）の儀式、現代の文明社会ですでに完全に制度化された祝祭においてすら、その背後には健常な生の論理に服さない、さまざまな非合法の組織集団が関与しているという事実、個人の祝祭である性的なオーガズムを「小さな死」に譬える、おそらくは文化横断的な言語習慣、精神医学の枠内で見ても、身内の死亡が躁状態を誘発する「葬式躁病」——これらの一見不可解なアンチノミーを理解するためには、「生」と対立するものではない〈死〉についての洞察が不可欠だろうと思われます。そしてこれは、生きるためには他の生命を食べる必要があるという「食物連鎖」の厳然たる法則ともおそらく無関係ではないでしょう。

祝祭の世界、それはエクスタシーの世界です。私は以前に書いたある本[4]の序章で、「狂気の原

3　L. Binswanger（1945）: Über die manische Lebensform. In: Ausgewählte Vorträge und Aufsätze II. Francke; Bern 1955, S. 259.

4　木村敏『直接性の病理』弘文堂、一九八六年。

風景」とも言える過剰なエクスタシーについて、こんなことを書きました。それをそのまま引用しておきます。

《祝祭における生の昂揚と、それにともなう酩酊、陶酔、性的放縦、賭博、暴力、犯罪、そして死、といった日常的秩序の破壊、神聖なるものへの没入と瀆聖の狼藉が、要するにノモスに対するカオスの勝利が、ハレの領域の特徴的な内容をなしている。ここでは生の原理と死の原理とは断じて相反し排除しあう対立原理ではない。一方が高まればそれだけ他方も高まるといった関係がこの二つの原理を支配している。フロイトが死の衝動に着目したとき、彼は間違いなくこの直接性の次元での「死」を見ていたはずである。それがその後の精神分析家たちによって、分別的日常性の枠内での個別的身体的な生死のレヴェルにまで矮小化されてしまった。リビドーとモルティドー、エロスとタナトスは、本来、そしてその真実の姿においては一つのものなのである》（同書二一一頁）。

メランコリー者におけるポスト・フェストゥム意識と統合失調症者におけるアンテ・フェストゥム意識、これを単純に「過去志向的」「未来志向的」として対立させるのは大きな間違いです。現に実際の臨床例においても、未来へのポスト・フェストゥム的な危惧とか過去についてのアンテ・フェストゥム的な後悔はいくらでも見られます。しかしこの二つがいずれも、ハイデガーが「被投性」Geworfenheit および「投企」Entwurf と呼んだ、人間現存在あるいは世界内存在の時間的な意味方向に沿ったものであることは間違いないと思われます。それはいずれも、ハイデガーが「各自的」jemeinig と名づけた個々の現存在の在り方、存在の仕方に関わることだからです。

これに対して、双極性躁鬱病の躁状態を特徴づけているイントラ・フェストゥム的な祝祭性は、原理的に個人の存在を超越しています。これをあえて時間性の一契機として位置づけようとするなら、それは過去も未来もない純粋の現在、もっとも強い意味に解された「瞬間」に位置づける以外ないでしょう。つまりそれは、時間に対して垂直に交わる方向線上での、時間の箍を外れた出来事でしかありません。個人の生死が時間軸上の出来事であるとするなら、祝祭に共属する〈生〉と〈死〉は、万物を生み出すと同時にそれを瞬時に回収する超時間的な、だからこそ人間存在の外にあるエクスタティックな原理なのです。

ポスト・フェストゥムとアンテ・フェストゥムが、いわば互いに相反的な質的契機であるとするならば、イントラ・フェストゥムはそのどちらとも対立せず、そのいずれとも両立しうる量的契機です。純粋に単極性の内因性鬱病と、純粋に寡症状性の統合失調症は、いわばイントラ・フェストゥム的契機が最少の病像と言ってよいと思われます。これと両立しているイントラ・フェストゥムの「量」が増加するに従って、「狂気」の度合いはそれだけ強くなります。単極性鬱病にイントラ・フェストゥム的契機が加わってくるにつれて、それだけ双極性の傾向が増してきます。今日のお話の初めのほう（一三三頁）で、単極性と双極性の病型の臨床的な相違点を何項目か挙げておきましたが、いまお話ししたことを念頭に置いて、これをもう一度見直してください。なにか感じられることがあるはずです。とくに最後に挙げた、単極性の躁病は存在しないという臨床的事実は、この点を考えないと理解しにくいことでしょう。「質」を伴わない「量」というものはありえないのですから。

もうひとつだけつけ加えておきますと、第四回の終わりのほうで、躁は鬱の反対ではないということを申しました。ビンスヴァンガーはこの点についても、こんな面白い観察をしています。《躁病者の文章には主文と副文に分節された従属文が少なく、それぞれの文章が並列的に並べられていて、それらの間の論理的連関は聞いたり読んだりする人の恣意に委ねられている。文章に活気を与えるはずの動詞は減少し、残っている動詞もそのほとんどが現在形で、過去形は少なく、未来形はもっと少なくなっている。このことから、躁病者がほとんど現在だけに生きており、いくらかは過去にも生きているものの、未来に向かっては生きていないことがわかる》というのです。[5] 鬱病者の準拠枠が過去の経験の蓄積にあるとすれば、躁病者のそれはなんらかのかたちで未来への方向にあるだろう、と考える予測は、臨床的事実によって完全に否定されるわけです。

純粋なイントラ・フェストゥム病態としての大発作癲癇

舞台はがらっと変わって、今度は癲癇の話です。癲癇も、このごろはすべて「てんかん」と仮名書きにするようになっていますけれども、私自身は「鬱」の場合と同様に漢字を使い続けています。時流に迎合したくないからです。

現在の医学では、癲癇は精神医学ではなくて、神経内科の病気と見なされています。つまり心の病気ではなく脳の病気だというわけです。もちろん癲癇にも精神症状はたくさん出てきますから、精神科医が治療に当たる場合も少なくないのですけれども、その場合にも、以前お話しした「内因性」「心因性」「外因性」の分け方でいうと外因性の、つまり心の外部である脳の病気が原因となって生じた、付随的な症状として扱われています。

しかし以前はそうではありませんでした。クレペリンの頃までは、癲癇は早発性痴呆（現在の統合失調症）、躁鬱病と並ぶ「三大精神病」のひとつとして、精神医学に市民権を持っていたのです。それががらりと変わって癲癇が脳疾患と見なされるようになったのは、一九二九年にドイツのハンス・ベルガーによって「脳波」というものが発見されてからのことです。脳の神経細胞、つまりニューロンは、それが活動すると微細な電気変動をひき起こします。それを記録する装置が「脳波計」で、癲癇では例外なく特定のパターンの脳波異常が検出されるということが見出されたわけです。そしてそれ以来、従来から癲癇と見なされてきた全身の激しい痙攣発作を伴う「大発作癲癇」だけでなく、特徴的な脳波異常は認められるものの、痙攣が少なかったり、部分的だったり、痙攣以外の意識障碍が主症状であったりするような病型も数多く記載されて、今日の「癲癇学」というものが作り上げられてきました。

5 L. Binswanger (1945) : Über die manische Lebensform. In: Ausgewählte Vorträge und Aufsätze II. Francke; Bern 1955, S. 255.

しかし、私はいまでも、癲癇の中核というのか、その本質的な部分は大発作癲癇が占めていると考えています。これから申し上げるのも大発作癲癇のお話です。

「大発作(グラン・マル)」grand mal ——文字通りには「大きな災難」——というのは、それまで普通に行動していた人が急に気を失い、全身の激しい痙攣発作を数分間持続したのち、多くの場合には深い睡眠に入って、目が覚めるとまた普通に行動できるという、典型的な経過を示す癲癇発作のことです。痙攣は、まず全身が棒のように突っ張って硬直する「強直性痙攣」が来て、つぎに全身の筋肉の収縮と弛緩が急激に交代する「間代性痙攣」に移ります。この間代性痙攣では、人体というそれなりに美しく絵画の題材にもなりうる物体が、物理的に破壊はされないものの、それ以上考えられないほどその秩序を失って、形態喪失の極みにまで達してしまいます。最近では癲癇発作を止める薬が沢山でてきていますので、一般の人が大発作を目撃する機会はずいぶん少なくなりましたけれども、これは一度見たらけっして忘れることはできません。皆さんの中にも、小さな子どもが高い熱を出して「ひきつけ」を起こしているのをご覧になった方もあるかもしれませんが、この「ひきつけ」というのも立派な大発作です。

癲癇の大発作は、かならず意識の喪失を伴います。発作が始まってすぐに意識をなくしてしまう人もありますが、最初の数秒間はまだ意識が残っていて、発作後にそれを思い出せる人もいます。昔からこの最初の数秒間のことを、癲癇発作の「前兆」Aura と呼んでおりました。このオーラというのは「気配」「雰囲気」というくらいの意味です。これから発作が来そうな気配ということなのですけれども、実はすでに始まっている発作そのものの最初の部分が意識に残っているというのが、本当のところです。つまりオーラにおいては、癲癇大発作時の患者の内的世界がほんの短時間ではあってもありのまま顕現していると見なしてよいわけです。当然ながら死の恐怖を伴う激しい内容のものが多いわけですが、のちにドストエフスキーの癲癇についてお話しするように、宇宙や大自然との合体感を内容とする、エクスタシーの意識であることもあって、癲癇の人間学にとって非常に貴重な材料を提供してくれます。

大発作時の意識喪失について、もう少しお話ししておきたいことがあります。人間が生きているのに完全に意識を失う例としては、よく知られた「脳死」の場合があります。ご存じのように、脳死の判定には脳波検査が必要で、脳の神経活動が完全に停止して脳波が平坦になると、その人は不可逆的に意識を失ったものと見なされ、個人としての生存を否定されるわけです。私自身はこのような「脳死」イコール「個体死」の理解に強く反対していますけれども、それについてはここでは論じません。

ここで申し上げておきたいのは、癲癇大発作で意識が失われているとき、脳波はむしろ極度に活性化していて、脳波計が振り切れるほどの激しい電気活動を示しているということです。癲癇患者の意識は、脳の活動が停止したために失われるのではなく、逆に脳の活動があまりにも激しいために、それを受容することができずに機能を失うのだと考えなくてはなりません。人間がその内界と外界との接続点で、この両方の世界の関係そのものを経験している意識、この意識が機能しうるためには、ほどほどの脳活動が必要なのであって、それが一定の限度を超すと意識の機能は保たれなくなるのでしょう。意識というものを単純に脳の活動に還元してはならない、ひとつの教訓がここにも見られると思います。

睡眠癲癇と覚醒癲癇

癲癇という病気は、脳炎その他の脳疾患や頭部を強打して脳に外傷を負ったりした後遺症として、かなり純粋に外因性に起こることもありますし、これは非常に議論のあるところですけれども、純然たる心因性の病態であるヒステリーの一型として、「ヒステリー癲癇」と呼ばれる病態が問題になる場合もあります。しかしここでは、これまでのお話の連続線上で、内因性の、つまりエンドンそのものの病変としての、言い換えれば「自然」の根源的自発性に由来する、もっとわかりやすくいえば先天的な素質の展開・顕現としての癲癇だけを問題にしたいと思います。

癲癇が統合失調症や躁鬱病とならんで「三大精神病」として扱われていたのも、このような内因性の癲癇が念頭に置かれていたからに違いありません。古代の人たちは癲癇 Epilepsie を、ごく普通に生活している人が神的な力によって上から epi 引っ捕らえられる lambanein、「神聖な病」morbus sacer だと考えていました。精神医学ではこのような内因性の癲癇のことを「真性」genuin の癲癇、「特発性」ないし「本態性」idiopathisch の癲癇と呼んでいます。「特発性」とか「本態性」というのも、要するに原因が特定できないという意味を言い換えたものに過ぎません。

内因性で素質が問題になる病気ですから、以前から癲癇者特有の性格あるいは行動様式が、さかんに論じられてきました。たとえば統合失調症のときに話題に出たミンコフスキの夫人であるF・ミンコフスカは、統合失調症者と癲癇者の家系を六世代にわたって調査しました。前者の多くが故郷を離れて四散し、その職業も社会的地位も多様であったのに対して、癲癇者の家系は郷里に密着していて、職業も社会的地位も画一的でした。ヴァイツゼカーは、従来から「回りくどい、杓子定規、頑迷、利己的、爆発的」などと描写されてきた癲癇者の性格像は、彼らの慎重すぎる行動に理解を示さない周囲の人たちに対する反応様式ではないかと考えています[6]。

ヴァイツゼカーの門下から、世界的に高名な癲癇学者のD・ヤンツが出ました。ヤンツはテレンバハとも親しく、私も二回目のドイツ留学時以来、懇意にしています。私よりもかなり年上ですがまだ元気で、ヴァイツゼカー全集の編集やヴァイツゼカー学会の開催に現在も尽力していまして、日本にも彼の教えを受けた癲癇学者はたくさんいます。

このヤンツの最大の功績は、癲癇研究に人間学を導入したことでしょう。彼がハイデルベルク大学で癲癇研究を開始した当時、この大学にはまだ脳波を測定する装置がありませんでした。彼は後年、冗談交じりに、「私の研究がうまくいったのは、脳波計の導入が遅れたおかげだ」と言っ

6　これらの研究については、木村敏（1974）「てんかん者の精神病理——人間学的考察」（木村敏『直接性の病理』弘文堂、一九八六年、Ⅲ章、とくに一〇六頁以下）を参照。

ています。最近の脳波至上的な癲癇学に対する痛切な皮肉というべきでしょう。

彼は大発作癲癇を、発作出現時刻と患者の睡眠覚醒リズムとの関連から三つの類型に区別し、それぞれの性格や生活様式を綿密に記載しました。[7]

まず、「覚醒癲癇」Aufwachepilepsie というのは、大発作癲癇の約三〇パーセントで、主として覚醒後二時間以内に発作を起こしますが、なかには夕方になって仕事から解放されたとき（いわゆる「店じまい」Feierabend）に発作を起こす場合もあります。身体的原因はあまり見出されず、不眠、早起き、過飲過食などを誘因として「内因反応性」に発作が誘発される反面、遺伝性も濃厚です。患者の日常の睡眠形式の特徴は「遅寝遅起き」型です。

次に「睡眠癲癇」Schlafepilepsie は大発作癲癇の約半数で、主として睡眠中に発作を起こしやすい病型ですが、その中にも「寝入りばな」を襲われやすい人と、睡眠後半の「寝起きぎわ」に発作の来やすい人があります。大半は非器質性・内因性で、特別な誘因もなく、かなり規則的な周期性をもって自然発生的に発作が繰り返されます。遺伝はそれほど濃厚ではありません。「早寝早起き」型の睡眠パターンを特徴としています。

もうひとつ「不定刻癲癇」diffuse Epilepsie というのがありますが、これは大発作癲癇の約二〇パーセントで、発作の出現は睡眠覚醒リズムと無関係です。大半が器質性で、特別な睡眠パターンとの結びつきはありません。この癲癇は、私たちの人間学的な考察からいちおう外しておいてもいいでしょう。

覚醒癲癇の人は、テレンバハの表現を借りれば「体だけ大人の子ども」で、良くいえば天衣無縫、天真爛漫で憎めないのですが、周囲に依存的で場当たり的な無計画さのために、絶えず周囲に迷惑をかけています。規則というものになじめず、刹那から刹那へと渡り歩いている、といった感じです。

これに対して睡眠癲癇の人の性格は、以前から「癲癇性粘着性格」と呼ばれてきた執着的、固執的な傾向を強く示します。メランコリー親和型とは全く違った意味で、やはり細部に拘泥する几帳面さと規則にこだわる秩序愛好を示すのですが、メランコリー者と違って周囲の他者への配慮はあまり見られず、かなり自己中心的という印象があります。ときどき、突然に激情を爆発させることもありますが、一方で非常に宗教心が強いということも言われています。

内因性の真性癲癇を代表するこの覚醒癲癇と睡眠癲癇の性格を較べてみますと、これは一見正反対のように思われるのに、一つの顕著な共通点があります。それは一言で言えば、両方とも「現在のみに生きている」ということです。一方は幼児のように無計画に刹那から刹那へと飛躍し、過去や未来との連続性や一貫性はまるで無視しています。もう一方は現在の秩序と持続に固執して、そこから離脱することができません。どちらの場合も、過去から現在を通って未来へ向かうという時間の自然な流れが、現在のところで切断されたり堰き止められたりして先へ進まないの

7　D. Janz: Die Epilepsien. Spezielle Pathologie und Therapie. Thieme; Stuttgart 1968.

です。

人間が時間の先後を截断し、これまでのいきさつや今後の成り行きを頓着せずに、ひたすら現在のみに生きる、そのもっとも典型的な形態は、いわゆる「お祭り騒ぎ」でしょう。共同体の全体が四季の節目節目に神的な力との連帯を確認する祭祀でも、少数の仲間がお花見や忘年会で楽しむどんちゃん騒ぎでも、あるいは個人が余暇を見つけて日常の束縛から離れるために羽目を外す例外状態でもいいのです。そういった非日常の「お祭り」は、私たちが日常生活の束縛から解放されるために必要なものに違いありません。

過去の制度的な秩序に拘束されて保守的な人生を歩むポスト・フェストゥム的なメランコリー患者が、ときにその束縛を離脱して「祝祭的な現存在の喜び」を謳歌する躁状態を、私たちは「祝祭のさなか」intra festum と形容しました。この「イントラ・フェストゥム」がもっとも純粋に顕現しているのが、大発作癲癇にほかなりません。人間は個人として、個体として、一個の身体と心を与えられ、自らの身体と心に拘束されて生きなければならない定めにあります。これは、前に述べたディオニューソス的な根源的生命、すなわちゾーエーの観点から見ると、非常に窮屈な束縛でしょう。癲癇の発作というものは、この個体化の束縛から解放されるために個体が選びとる、つかの間の祝祭ではないのでしょうか。

強制正常化と「シーソー現象」

「強制正常化」forced normalization と呼ばれている現象があります。これは癲癇患者に抗癲癇薬をのませて脳波を正常化し、発作が起こらなくしてやると、発作の代わりにさまざまな精神病症状が出現してくるという、ランドルトという人が提唱した概念ですが、これは要するに、発作というかたちで祝祭的に日常の束縛から離脱することを禁止された患者が、精神病症状に「はけ口」を求めているものと解釈できます。

この強制正常化といわば正反対の事態を、私は若いときに非定型精神病の精神症状と脳波との関係で発見して、これを「シーソー現象」と名づけました[8]。

「非定型精神病」というのは、統合失調症と躁鬱病の特徴が渾然と一体になっていて、幻覚妄想症状と躁鬱の気分変動を伴う錯乱した精神状態が周期的に再発を繰り返す精神病です。遺伝傾向がはっきりしていて内因性の病態ではあるのですが、初発時にも再発時にも周囲の状況からの誘発がはっきり認められ、統合失調症のような慢性の経過を示しません。欧米では以前から「混合精神病」と呼ばれ、最近の国際分類では「分裂感情障碍」schizoaffective disorder と名づけられたりしていますが、日本では特に京大学派を中心にして「非定型精神病」の呼称が一般化してい

8　木村敏（1967）「非定型精神病の臨床像と脳波所見との関連に関する縦断的考察」（『直接性の病理』弘文堂、一九八六年、Ⅰ章）。

ます。

この非定型精神病について綿密な臨床遺伝学的な調査を行って、その遺伝圏には統合失調症と躁鬱病だけでなく、癲癇も濃厚に関係していることを確認したのは、満田久敏の大きな功績でした[9]。それ以来、特に日本の精神医学者たちによって、この非定型精神病患者についての脳波学的な研究がさかんに行われたのですが、私自身もその追試を行っていて、偶然に、この精神病に著明な脳波異常が出現するのは、激しい精神病像が消褪した寛解期に多いことを発見しました。そして、精神病像の激しさと癲癇を思わせる脳波異常の出現が交代するこの現象を「シーソー現象」と呼ぶように提案したわけです。

この所見は、非定型精神病や躁鬱病、とくにその鬱病相に電気ショック療法が有効だという臨床的事実ともよく符合しています。精神医学における電気ショック療法というのは、頭部に電流を流してやることによって人工的に癲癇大発作を起こさせ、それによって精神病を治療する方法なのですが、大発作は先にも申しましたように非常に激しい全身痙攣を伴って、残酷で非人間的な印象を与えますし、骨折や呼吸器・循環器障碍などの副作用が心配されて、最近では筋弛緩剤や麻酔剤を使用して、痙攣を起こさせないように配慮しています。しかし、この人工的な癲癇が患者にとっては向精神薬の副作用より楽で、しかも「治り心地」がいいとでもいいますか、急に世界が変わって健康な精神状態が得られたときの快感のために、これで一度軽快した経験を持つ患者さんは、再発のたびにこの治療をしてほしがることも事実です。

「強制正常化」と、いわばその裏面である電気ショック療法の有効性、この二つの臨床的事実は、イントラ・フェストゥム的な祝祭性を純粋に体現する癲癇大発作というものが、自己の個別性と日常性の秩序に閉じ込められた人間存在の鬱屈を吹き払う力を、いかに強くもっているかを物語っています。

ドストエフスキーの癲癇的な世界

癲癇患者のなかには、強い自己表現傾向をもっていて、日記や手紙、手記といったかたちで沢山ものを書く人が多いということがよく言われます。その典型例が、自身癲癇患者であったドストエフスキーです。彼はその作品のなかにはっきりと癲癇と名指した人物を登場させて、彼らの口から癲癇者の内面的世界について多くのことを語らせていますし、それ以外でも、その作品自身が全体として癲癇親和的でイントラ・フェストゥム的な性格を帯びているといえる例が少なくありません。癲癇の人間学的な特徴を窺うために、この史上まれに見る偉大な作家から教えられることは、あまりにも多いのです。

たとえば『白痴』の主人公であるムイシキン公爵の前兆(オーラ)体験について、ドストエフスキーはこんなふうに書いています。

9　満田久敏「内因性精神病の遺伝臨床的研究」(『精神神経学雑誌』五五巻、一九五三年、一九五頁)。

《言ってみれば彼は、自分の癲癇の症状のうちには発作が起こるほとんど直前に或る一つの段階があることを、思ったのである。その段階に入ると、憂愁と、精神的暗黒と、胸苦しさの真只中に突然、彼の脳髄が一瞬ぱっと焔をあげるように燃え上がり、あらゆる彼の生活力が想像もつかぬほどの烈しさで一時にさっと緊張する。生きているのだという感じ、自意識が稲妻ほどしか続かないこの一瞬の間に、ほとんど十倍にも増大する。叡智と情とはこの世のものとも思われぬ光明にさっと照らし出される。あらゆる胸のざわめき、あらゆる疑惑、あらゆる不安はまるで一時に鎮まったようになり、水のように澄んだ階調に充ちた悦びと希望に溢れる、理性と神性に充ちた、何か知れない崇高な平静境へと解き放たれる。だがこの数瞬は、この閃きは、それと共に発作そのものが始まる、あの決定的な一瞬の（一瞬以上であることは決してない）ただ単なる前触れに過ぎないのである》（小沼文彦訳、新潮文庫、中巻、九頁）。

同じこのムイシキンの次のようなスイス山中での体験も、作家自身の体験の描写に違いありません。

《太陽がきらきら輝いているある晴れ渡った日のこと、彼は山に出掛けて行って、或る悩ましい、だがどうしてもはっきり言い現わすことの出来ない考えを胸にいだいて、長いこと歩き廻ったことがあった。彼の前にはきらきらと輝く青空がひろがっていた。下の方には湖があり、四方には極まるところも知らない、明るい果しない地平線が連なっていた。彼は長いことそれを眺めて苦しんでいた。［中略］これらすべてのものに対して自分はまったく縁もゆかりもない他人だということが、彼を苦しめたのである。この饗宴は一体何だろう。ずっと以前から常に、ほんの子供の時分から自分を惹きつけ、またどうしてもそれに加わることの出来ない、いつ終わるとも知れぬこの永遠の大祭はそもそも何であろうか。［中略］自分の傍で輝かしい太陽の光を浴びてぶんぶん唸っているどの蠅もみんな、すべてこのコーラスの一員で、おのが居るべき場所を心得、その場所を愛しそして幸福なのだ。どの草もみんなすくすくとのびそして幸福なのだ！　そしてすべてのものには己れの進むべき道があり、すべてのものが己れの道を心得、歌と共に去り歌と共にやってくるのだ》（同、三七九頁）。

これは、自然との、あるいはゾーエー的〈生〉との合一を自ら体験したことのある人が、そこから疎外されて個別的・ビオス的「生」に留まらなくてはならないことへの嘆きです。だからここには、到達しがたい理想境としての美と、そして〈死〉が、永遠の現在が、したがってまた発作が語られています。そして注目すべきことには、ここではそれが「饗宴」、「永遠の大祭」、「コーラス」と呼ばれ、祝祭として語られているのです。

「狂気」の原風景としての祝祭――まとめにかえて

癲癇の大発作にこの上なく純粋に現れる永遠の現在についての、ドストエフスキーの証言を引用していたら、きりがありません。これについては、私が以前に書いたものに当たっていただければ幸いです。[10]

人間が共同体の共通感覚（常識）から外れて、「狂気」と呼ばれる精神状態に陥るのには、さまざまな原因があるでしょう。以前にお話しした「内因性」「外因性」「心因性」の分類は、それを何とか整理しようとしたものです。私自身は精神科医としての人生を、そのうちでも内因性の病理の理解に捧げてきました。

内因性の精神病理として第一に問題になるのは、いうまでもなく統合失調症でしょう。私が私自身である、他人とは別個の自己であるという「自己の自己性」は、万物のなかでもおそらく私たち人間だけに与えられた——与えられただけでなく、課せられた——特異な在り方です。統合失調症の人は、この在り方を自然に実現することができません。だから自己が自己自身に到来する可能性であるはずの未来を、到達しがたい理想としてつねに希求しています。しかし皮肉なことに、この理想は、それを求めている限り実現の不可能な、ユートピア的な理想郷にとどまらざるをえません。自己が自己自身でありうるためには、自己はむしろ自己自身を捨てて、他人たちとの超越論的な共通性、共同性の場に立たなくてはならないのですが、ほかならぬそのことこそ、統合失調症に親和的な人にとってはこの上なく難しいことだからです。だから統合失調症の人は、ついに達成されることのない自己存在の「祝祭」を絶望的に追い求め続ける、「アンテ・フェストゥム」的な生き方を余儀なくされるのです。

もうひとつの重要な内因性の病理であるメランコリーにおいては、自己の自己性という課題が共同体内での自己の役割の遂行という課題にすり替えられています。周囲の人たちから、またそれと同化した自分自身の目から見て、自分の役割遂行がつつがなく果たされ続けていること、そのことこそがこのタイプの人にとっては、なにものにも代えがたい関心事なのです。取り返しのつかない「後の祭り」を恐れるこのタイプの「ポスト・フェストゥム」的な生き方にとって、理想はむしろ自分の背後に、これまで無事平穏に生きてきた過去の継続ということにあります。「祝祭」でうっかり羽目を外したりすると、たちまち痛切な後悔に襲われることになりかねません。

しかし、共同体での役割を重視するメランコリー親和的な人のなかにも、私たちが「ゾーエー」と呼ぶ根源的な生命力に人一倍恵まれた人はいます。そういう人では、ポスト・フェストゥム的に変化を避け、日常性からの脱線を恐れる生き方を続けているうちに、その「内なる自然」（エンドン）はやがてこの閉塞感に耐えられなくなります。そして、それ自体に内在するゾーエー的生命に動かされるかたちで、躁的な祝祭を求めるようになり、こうして双極性の躁鬱病像が生み出されます。過去のつつがない持続を生きていたはずの現存在の中に、突然それとは異質で、いわば水平的な持続と垂直に交わるような、現在優位の祝祭の契機が顔を出します。これが「祝祭のさなか」を直接無媒介に生きようとする「イントラ・フェストゥム」の契機です。

10　木村敏（1980）「てんかんの存在構造」（木村敏『直接性の病理』弘文堂、一九八六年、V章、木村敏『時間と自己』中公新書、一九八二年、一二三頁以下など）。

ここでちょっと注意しておいていただきたいのは、統合失調症者のアンテ・フェストゥム的な生き方とか、メランコリー者のポスト・フェストゥム的な生き方とかいう場合の「フェストゥム」と、躁病者のイントラ・フェストゥム的な生き方という場合の「フェストゥム」とでは、同じ「祝祭」でもその位置価というか、それが「現在」に対してもっている意味がすっかり違うということです。イントラ・フェストゥムの場合のフェストゥムは、その人の現存在が完全にその中だけで自足していて、未来や過去がまるで問題にならない「純粋現在」であるのに対して、アンテ・フェストゥムやポスト・フェストゥムのフェストゥムは、未来や過去の方向に「理想」として構成されたものであって、それが直接的に現在において生きられることはけっしてない、ということが言えます。だからこそ、躁鬱病や、そのほか例えばパラノイアや非定型精神病などにおいて、ポスト・フェストゥムやアンテ・フェストゥムがなんの矛盾もなくイントラ・フェストゥムと両立しうるということにもなるのでしょう。

さてところで、この純粋現在的なイントラ・フェストゥムの構造がもっとも純粋に見て取れるのは、躁鬱病とも躁状態ともなにひとつ症状論的な関係を持たない、内因性の大発作癲癇という事態においてです。普通の意味での精神医学的症状論だけでなく、患者の脳の電気活動を表示する脳波所見についても判断停止（エポケー）を行って、患者の人間的な生き方だけに焦点を当ててみるならば、癲癇を「第三の狂気」と見なしていた旧い精神医学の智恵は、再び陽の目を見ることになるのかもしれません。しかもそれは「第三」の狂気というだけにとどまらず、人間にその日常的な時間性と個別性を根源的に超越させる「聖なる」狂気、あるいは狂気の原風景という意味すら帯びてきます。そしてこの窮極の狂気が狂気であるゆえんは、そこでは個別的・アポロン的なビオスが、宇宙大のディオニューソス的ゾーエーによって攪乱されているという事態にあると言えるでしょう。

統合失調症にしてもメランコリーにしても、あるいはその他の内因性精神病にしても、それらはすべて、第一義的には個人のビオス的な「生」――「生命」の意味であれ「生活」の意味であれ――の病態です。もちろんそこには、今回の講座でもたびたび話題にしましたように、個別化以前のゾーエー的な〈生〉がさまざまな意味で関与しています。自己が自己であるという一事をとってみただけでも、それはゾーエー的な〈生〉がビオス的に個別化するということの「特殊人間的」な表現なのですから。

ところが、大発作癲癇という事態に限っていうならば、その病態が発生し展開する舞台はいうまでもなく患者の個人的なビオス的身体なのですけれども（だからその病態を脳波計によって客観的に観察することもできるのですけれども）、そこでこの病態を惹き起こしている「作用因」ないし「動力因」はというと、それは個人以前、個別化以前のゾーエー的生命以外の何ものでもありません。大発作の全身痙攣にしても意識喪失にしても、ゾーエーがいったん達成したビオスへの個別化を撤回して、個人と大宇宙との一体性を回復しようとする試みにほかならないのです。だからそれは一時的な〈死〉であり、祝祭そのものであり、「聖なる病」であるのです。

私がこの講座を、「生命」についてのお話から始めた理由がおわかりいただけたでしょうか。従来の精神医学は、その出自が西洋の合理主義にあることもあって、合理的・理性的思考からの逸脱に狂気の原型を見ようとする傾向にありました。「妄想」と「狂気」がほとんど同義に解されてきました。しかし精神の病理、人間の心の病理の大元はむしろ、ある人がその人自身の「等身大」の生命を、「宇宙大」の生命との関係でどう生きるか、その生き方の局面にあるのではないかと私は考えています。

長時間のご静聴をありがとうございました。

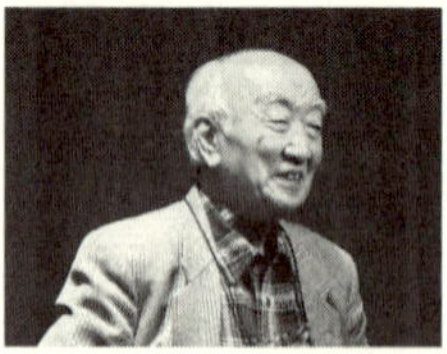

2010, 3, 31　日独文化研究所

あとがき

本書は、京都にある日独文化研究所が毎年三期開催している哲学講座の一環として、二〇一〇年二月一〇日から三月三一日までの期間に計六回、「臨床哲学の諸問題」と題して行った連続講義の録音を編集したものである。この講座には、一般市民や学生諸君のほか、大阪や神戸方面などからの来聴者も含めて毎回約七〇人の出席者があった。各回の講義のあとにはいつも熱心な質問や討論が行われたのだが、それはすべて割愛して、本文のなかへ反映させるにとどめざるをえなかった。

そういう次第だから、本書は私の純粋な書き下ろしではないけれども、八一歳になった私が最近しきりに考えていることを、自由に、しかも目の前にいる相手に向かって語るという、私がつねづね理想としている方式で文章化したものであって、小冊ながら自分の著作の中でもとりわけ愛着の感じられる本になったと思う。

稿を終えるに当たって、たくさんの方々にお礼を申し上げなくてはならない。

やはりなんといってもまず、毎回熱気に溢れる雰囲気を醸し出してくださった聴講生の方々に。何十年ものあいだ人前でしゃべり続けてきた私だが、今回の講座は特別に気分が乗って話すことができた。聴衆のみなさまの熱意のおかげだと思う。

この連続講座の機会を与えてくださった日独文化研究所、とくにその理事長・所長である岡本道雄先生には、特別に深い謝意をいだいている。先生は不自由なお体を押して、初日の会場には車椅子でお出ましをいただき、過分なお言葉を賜った。解剖学者である先生の哲学に対する熱い思い入れがなかったら、この講座は成立していなかっただろう。それと同時に、この講座の運営に実際に携わってくださった研究所のスタッフの各位にも、あつく御礼を申し上げたい。

最後になったが、創元社の津田敏之さんには、講義の録音・録画から、それを原稿に起こして粗稿をまとめ、最終的にこの本を作り上げていただくまで、多大なお力添えをいただいた。津田さんとは、同氏がかつて京都大学教育学部の学生時代に私のヴァイツゼカー講読に参加されて以来の長いおつきあいで、これまでも他の出版社でヴァイツゼカーの翻訳の出版などでお世話になってきたのだが、ここでもう一度お力を拝借することになった次第である。こころからの謝意を表しておきたいと思う。

二〇一二年　四月

木村　敏

木村　敏（きむら・びん）

1931年（昭和6年）生まれ
1955年　京都大学医学部卒業
1961-1963年　ミュンヘン大学精神科に留学
1969-1970年　ハイデルベルク大学精神科客員講師
1974-1986年　名古屋市立大学医学部教授
1986-1994年　京都大学医学部教授
1992-2001年　日本精神病理学会理事長
1995-2001年　龍谷大学国際文化学部教授
2004-2005年　立命館大学文学部哲学科客員教授

現在　京都大学名誉教授、京都博愛会病院顧問、
河合文化教育研究所主任研究員・所長。

著書：『木村敏著作集』全8巻〔弘文堂〕、『関係としての自己』〔みすず書房〕、自伝『精神医学から臨床哲学へ』〔ミネルヴァ書房〕など多数。他にドイツ語、フランス語、イタリア語での数点の著作がある。

訳書：ビンスワンガー『精神分裂病』、同『現象学的人間学』、ゲオルギアーデス『音楽と言語』、ヴァイツゼッカー『ゲシュタルトクライス』、テレンバッハ『メランコリー』、ブランケンブルク『自明性の喪失』、ハイデッガー『ツォリコーン・ゼミナール』、ヴァイツゼッカー『病いと人』、ヴァイツゼカー『パトゾフィー』他多数。

1981年　第3回シーボルト賞（ドイツ連邦共和国）
1985年　第1回エグネール賞（スイス、エグネール財団）
2003年　第15回和辻哲郎文化賞
2010年　第64回毎日出版文化賞（『精神医学から臨床哲学へ』に対して毎日新聞社）
2012年　第30回京都府文化賞特別功労賞

臨床哲学講義

2012年6月20日　第1版第1刷発行
2022年5月20日　第1版第5刷発行

著　者……………………………………………………………
木村敏

発行者……………………………………………………………
矢部敬一

発行所……………………………………………………………
株式会社 創元社
https://www.sogensha.co.jp/
本社　〒541-0047 大阪市中央区淡路町4-3-6
Tel.06-6231-9010　Fax.06-6233-3111
東京支店　〒101-0051 東京都千代田区神田神保町1-2 田辺ビル
Tel.03-6811-0662

印刷所……………………………………………………………
株式会社 太洋社

ISBN978-4-422-11530-6 C3011

いのちと病い

――〈臨床哲学〉に寄せて――

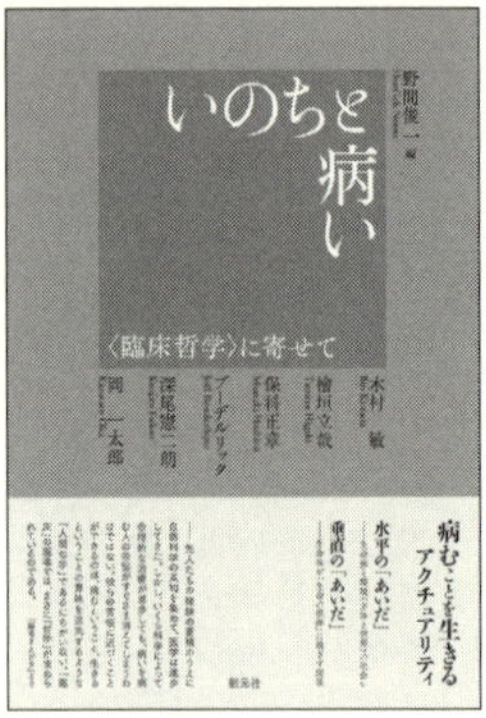

野間俊一　編

木村敏・檜垣立哉・保科正章・J. ブーデルリック
深尾憲二朗・岡一太郎

A5判上製／160頁／3,000円＋税

長きにわたって人間学的精神病理学に確固たる足跡を残してきた木村敏氏が医学的人間学の立場から「いのちと病い」という主題にせまるべく提唱する〈臨床哲学〉――その位置づけと可能性をめぐり、各界第一線から寄せられた思索で多角的に熟考される。木村敏氏の書き下ろし好著「あいだと生死の問題」を巻頭に冠す。